健康・スポーツ科学入門 改訂版

出村慎一・村瀬智彦 著

大修館書店

はじめに

　本書の初版第1刷は1999年4月に発行され，10年以上の間に多くの読者を得て第7刷に至った．この間，読者からは貴重なご意見をいただいた．また，本書がテーマとする体育・スポーツ・健康科学に関連する新しい内容がいくつか追加されたのも事実である．

　序章の社会環境の変化の部分で記した例えば高齢化の見通しは10年前の予測を上回り，現在では見通しを修正しなければならない．また，体育・スポーツ・健康科学に関連する研究領域は，現在の日本体育学会の分科会の構成からもわかるようにアダプテッド・スポーツ科学と介護福祉・健康づくりの2つの分科会が新設され，関連する学問領域の必要性が増大しており，現代社会のニーズに対応しながらますます発展しているといえる．

　体力科学の部の体力の考え方の基本については大きな変更はないが，本書の発行と同時期に測定が始まった文部科学省の「新体力テスト」実施による全国的データは年々蓄積され，一方，約10年の間に体力水準も変化してきた．そのため，比較的新しいデータに基づく各体力測定項目における評価基準や加齢変化傾向について全面的に改訂する必要が生じた．

　運動科学の部では，基本的な内容には大きな変更はないが，参考となる文献を再度総点検し新しい文献をいくつか追加し内容の充実に努力した．特に，運動栄養学の部分では，厚生労働省と農林

水産省が「食事バランスガイド」を決定し，以前に示されていた「食生活指針」の内容を具体的な行動に結びつける段階に入ったため，その内容に書き改めた．

　健康科学の部においては，この間，健康づくりに関する国の指針が大きく変更された．つまり，国家的プロジェクトである健康日本21の運動が始まり，関連する法律として健康増進法が施行され，続いて健康づくりのための運動基準（運動指針2006）が示された．現代の健康づくりに関する正しい理解を深めるために必要な内容について加筆修正を行った．

　ここに示した内容は今回の改訂の一部の例であるが，改訂にあたり共著者の金沢大学大学院出村慎一教授には多大なご助言・ご指導をいただいた．また，愛知大学名古屋校舎における私の講義の受講学生からは直接多数の感想などを得る機会があり本書の改訂に大変役立った．さらに，大修館書店の山川雅弘氏には今回の改訂に関して快諾いただき，種々のご尽力を頂いた．ここに関係の皆様には厚く御礼申し上げると同時に，さらなる内容の充実のため，今後も改訂版の内容に対するご意見やご助言をいただければ幸いである．

2010年3月

村瀬智彦

健康・スポーツ科学入門
改訂版

●

もくじ

序 ——————————————————— 11

1 体育・スポーツ科学の必要性 ——————— 14
2 体育・スポーツ科学の歴史と研究領域 ————— 17
　(1) 歴史と発展—— 17
　(2) 研究領域—— 19

I 体力科学 ——————————————————— 23

1 体力の考え方と構造 ————————————— 24

1 体力とは—— 24

2 体力の構造—— 24

3 運動能力と生活活動(動作)能力—— 30

2 体力の測定と評価方法 ————————————— 33

1 形態—— 33
　a. 体格／b. 身体組成

2 機能—— 36
　a. 筋力／b. 瞬発力／c. 筋持久力／d. 全身持久力／e. 敏捷性／
　f. 平衡性／g. 協応性(巧緻性)／h. 柔軟性

3 体力の加齢変化と性差 ————————————— 49

1 形態の発育—— 49
　a. 身長と体重／b. 身体組成

2 機能の発達—— 52
　a. 乳児期／b. 幼児期／c. 児童期以降／d. 成人以降

4 新体力テスト ——————————————————— 60

1 6〜11歳対象—— 60
　a. 長座体前屈／b. 20mシャトルラン(往復持久走)／
　c. 50m走／d. 立ち幅とび／e. ソフトボール投げ

2 12〜19歳対象── 66
　　　　a. 持久走／b. ハンドボール投げ
　　3 20〜64歳対象── 68
　　　　a. 急歩
　　4 65〜79歳対象── 70
　　　　a. 開眼片足立ち／b. 10m障害物歩行／c. 6分間歩行／d. ADL

II　運動科学 ── 77

1　運動生理学の基礎 ── 78

　1 筋収縮のエネルギー── 78
　　　a. ATP-PC（クレアチンリン酸）系／b. 無酸素解糖系／c. 有酸素解糖系
　2 筋の分類，形状，構造── 81
　　　a. 筋の分類／b. 筋の形状／c. 筋の構造
　3 筋線維の種類と特徴── 83
　4 神経系の構造と機能── 85
　　　a. 運動ニューロン／b. 中枢神経系と末梢神経系
　5 肺および循環系── 89
　　　a. 呼吸と肺喚起量／b. 心拍数と心拍出量／c. スポーツ心臓／
　　　d. 最大酸素摂取量／e. 無酸素性作業閾値

2　バイオメカニクスの基礎 ── 96

　1 人体の骨格，筋，関節── 96
　2 人体の面と肢運動の名称── 101
　3 運動に関係する力学の法則── 103
　　　a. ニュートンの法則／b. 力学的エネルギー／c. 運動量と力積
　4 筋収縮の様式── 104

3　運動栄養学の基礎 ── 105

　1 栄養素の特徴と機能── 105
　　　a. タンパク質／b. 糖質／c. 脂質／d. 無機質／e. ビタミン

- 2 食事バランスガイド —— 110
- 3 運動と栄養との関係 —— 112
  - a. 筋力向上とタンパク質／b. 運動による骨密度の変化とカルシウム／
  - c. 運動と栄養摂取のタイミング
- 4 食事法と体脂肪 —— 114

4 トレーニング論の基礎 —— 116

- 1 トレーニングの原理・原則 —— 116
  - a. 過負荷の原理／b. 特異性の原理／c. 可逆性の原理／d. 意識性の原則／
  - e. 個別性の原則／f. 漸進性の原則／g. 反復性の原則
- 2 トレーニングの効果 —— 117
  - a. 筋／b. 骨格系／c. 血液／d. 呼吸循環系
- 3 各種トレーニング方法 —— 118
  - a. レジスタンストレーニング／b. エンデュランストレーニング／
  - c. インターバルトレーニング／d. レペティショントレーニング／
  - e. コンバインドトレーニング／f. 高所トレーニング
- 4 トレーニングマシンによるトレーニング —— 124
  - a. レッグ・エクステンション／b. レッグ・カール／
  - c. スーパー・プルオーバー／d. アーム・クロス／e. ラテラル・レイズ／
  - f. マルチ・バイセプス／g. マルチ・トライセプス

III 健康科学 —— 129

1 健康の考え方と健康づくりにおける指針 —— 130

- 1 健康とは —— 130
- 2 健康づくりにおける国の指針 —— 131
  - a. 健康日本21／b. 健康増進法／c. 運動指針2006

2 健康づくりと運動処方　運動プログラムの作成 —— 135

- 1 運動処方の考え方 —— 135
  - a. 運動処方とは／b. 運動処方の基本条件
- 2 運動処方の内容 —— 136
  - a. 運動様式／b. 運動強度／c. 運動時間／d. 運動頻度

3 運動処方の手順 —— 142
a. 医学検査（メディカルチェック）／b. 運動負荷検査／
c. 体力検査（体力テスト）／d. 運動処方の作成・交付／e. 再検査

3 健康づくりと運動実践　ニュースポーツの導入 —— 145

1 ニュースポーツの特徴 —— 146
a. ニュースポーツとは／b. ニュースポーツの条件／c. ニュースポーツと健康

2 ニュースポーツの紹介 —— 147
a. バスケット・バレー・ハンドボール系／
b. 野球・ソフトボール系／c. ゴルフ系／d. テニス・卓球系／
e. サッカー・アメリカンフットボール系／f. その他

4 健康と体力との関係　関連する研究成果の紹介 —— 155

1 健康と体力との関係の程度の定量化 —— 155
a. 研究目的／b. 研究方法／c. 研究結果

2 健康状態と関連の高い体力要素 —— 157
a. 研究目的／b. 研究方法／c. 研究結果

付録　新体力テスト（文部科学省） —————— 161
索引 ———————————————————— 178

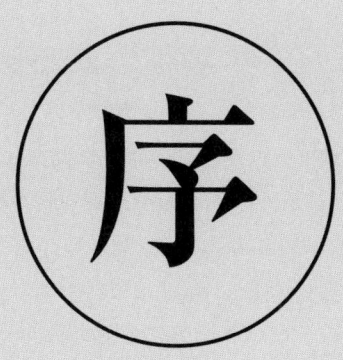

体育・スポーツ科学の必要性
体育・スポーツ科学の歴史と研究領域

「スポーツ」とは？　「スポーツ」という用語は日常会話で頻繁に用いられているが，この用語から連想されるのは，一般にはサッカーやテニスなどの主に19世紀後半以降から発展してきた近代スポーツ，つまり競技スポーツであることが多い．しかし，スポーツの語源を調べると紀元前5世紀のローマ人の言語（ラテン語）にある deportare が sport の祖語で，古フランス語を経て11世紀以降にイギリスに入り，16世紀に sport の語形になり19世紀後半にイギリスから世界に広まったことが知られている．さらに祖語の意味を詳しく調べると，動詞形で「AからBに移動する．転じて，心を重い・嫌な・塞いだ状態から，そうでない状態に移す．つまり，気晴らしする・遊ぶ」を意味したという．今日においても，スポーツは競技スポーツのみを意味するのではなく，余暇時間を利用した気晴らしを目的としたレクリエーションスポーツまで広範囲にわたる意味を含み，現在の「スポーツ」という用語にも紀元前からの意味が確実に受け継がれている．

　また，「スポーツ」という用語は，国民の誰もが身近な場所でスポーツに親しむことのできる社会の実現をめざす「スポーツ・フォア・オール運動」，一生涯を通して実施できる「生涯スポーツ」，あるいは競技スポーツとは異なる考え方のもとで考案され，勝敗を重視せず運動経験や年齢・性別を問わず実践できる「ニュースポーツ」などといった表現に用いられている．いずれもスポーツや運動を実施することにより体力水準を高く保ち，健康を良好な状態に維持することが重要であるという認識のもとに生まれてきた言葉である．これからの現代社会における体力水準や健康状態の管理にスポーツあるいは運動が有効な手段となることは間違いないであろう．

　このようなスポーツに関わる身体運動現象を探求しようとするのがスポーツ科学である．スポーツ科学は種々の研究領域から構成され，個々の研究領域は既存の人文社会科学系あるいは自然科学系の諸科学の研究方法論をもとに独自に発展してきた．また，学問領域の名称としてスポーツ科学に関連するものとして体育科学，体力科学，運動科学，健康科学などがある．どちらが上位の学問領域かといった関係にあるのではなく，それぞれ重複する部分を多く持ち，関連する研究対象によって名称が異なる．スポーツ科学あるいはスポーツ学という名称は，現在では頻繁に使われるようになってきており

目にすることが多くなってきたが，以前国内では学問領域の名称にスポーツを使用することが好まれなかったため，また，後述する歴史的経緯から体育学あるいは体育科学の名称がこれまで一般的に使われてきた．

　体育は，身体運動を利用しての教育であり，教育の1領域を構成する．教育目的を合理的に達成するための手段・媒体として，体育では適切な身体運動やスポーツを選抜し利用する．手段として身体運動を利用する点において他の教科と異なる独自性を有する．身体教育を略して体育という．広義のスポーツは，語源的には前述のごとく労働や仕事から切り離されて行われる活動の総体であり，教育的営みである体育とは本質的に異なる．また，競技スポーツの世界では，勝つこと，記録の向上が絶対的な目的であり，体育の目的とは異なる．一方，運動科学は，身体運動（活動）の科学であり，研究対象は身体運動である．ヒトがどのような条件のもとで，どのような運動（量・質）を行うと，心身にどのような変化が起こるか，これら一連の過程のメカニズムと運動刺激に対する変化を客観的，具体的（数量的）に明らかにする学問領域であり，運動科学の研究成果が体育に活用される．体育学，とくに教育に重点をおく体育科教育学では，運動科学の成果をもとにし，身体運動の学習者（生徒）や実践者が望ましい方向に変容し，人間形成に貢献することを目指して，個人や社会が期待する効果を生み出す過程を研究する．しかし，研究内容の主眼は多少異なるが，体育学もスポーツ科学も，あるいは運動科学も身体運動を中心的課題としている点では共通性がある．健康と体力は密接な関係にあり，これらの維持向上は適切な身体運動の実践により達成される．体力科学では，適度な運動刺激による体力形成あるいは体力づくりを研究対象とする．健康科学や体力科学は，体育学やスポーツ科学と密接な関係にある学問領域である．

　これまでの体育学あるいは体育科学の発展経緯を踏まえると，体育学とスポーツ科学を明確に区別することは困難な場合が多い．

　本書では，これらの学問領域を体育・スポーツ科学と表現し，今日までに体育・スポーツ科学の学問領域において蓄積されてきた研究成果に著者らの研究成果を加え，読者がスポーツや運動を手段とした体力の向上や健康の維持増進を実現できるようにするための基礎理論を解説する．

1．体育・スポーツ科学の必要性

　古くからスポーツや運動を実施することが体力の向上や健康の維持増進に有益であることは広く認識されていた．しかし，体育やスポーツという用語からは学校体育における体育実技の授業や競技スポーツといった実技中心のイメージが連想されることが多く，現在でも体育・スポーツ科学の必要性のみならず学問領域としての存在も十分に理解されていない場合が多い．一方，社会環境の大きな変化により，現代社会においてはスポーツや運動の重要性が強調されることが多くなり，体育・スポーツ科学の必要性もさらに高まっている．現代社会における主な社会環境の変化は，次に示す通りである．

少子・高齢化社会の到来

　わが国の人口の高齢化は急激なスピードで進行している．すでに老齢人口は全体の20％を超え，2055年には老齢人口の割合が40.5％に達するという見通しが示されている．一方では，女性の社会進出や未婚率の上昇が出生率の低下を招いている．このような少子・高齢化社会において長寿を全うするためには，個人が自立して生活できることが重要であり，体力や健康の維持増進が必須条件となる．各個人が体力水準や健康を良好な状態に保つために，スポーツや運動は有効な手段と考えられ，健康づくりのための運動処方や運動実践に関する理解を深める必要がある．

自由時間の増大

　労働時間の短縮，週休2日制の確立，長期有給休暇制度の普及，さらに平均寿命の延長により生涯における自由時間が飛躍的に増加している．人生全体の約4割を自由時間が占めると言われている．このことは自由時間の過ごし方に影響し，スポーツや運動の実施が自由時間の積極的な利用の仕方として注目されている．国民の生活時間構造の変化に応じた行政の対応が望まれるが，一方では各個人が積極的にスポーツ活動に参加することが身体と精神の両面において有益であると考えられている．自由時間に安全で楽しく誰もが実施できるスポーツ種目（ニュースポーツなど）の特徴や身体に適度な刺激をもたらす運動の内容に関する理解を深める必要がある．

労働内容の合理化

　労働作業の機械化や自動化は単調作業や，局所の筋を酷使する静的作業を強いることになり，神経疲労による障害が発生している．また，コンピューターの普及により労働内容が座業中心となり運動量が不足しているのが現状である．運動不足は身体機能の低下を引き起こすだけではなく，生活習慣病あるいは近年取り上げられるようになってきたメタボリックシンドロームやロコモティブシンドロームの発症に関係するため，運動と休息の関係や有酸素運動やレジスタンストレーニングなどの運動不足を解消する方法に関しての理解を深める必要がある．

食生活の変化

　生活水準の向上による食生活の改善や洋風化は，以前は子どもの身体の発育発達における栄養状態の改善に貢献したが，現在では不適切な食習慣（過食，偏食など）が肥満を引き起こす原因となっている．肥満は成人のみならず最近では子どもにおいても多くみられる．肥満の問題は栄養面だけではなく運動量の増大により解消でき，また時代を問わず女性の興味をひくテーマであるため，体育・スポーツ科学の研究領域でも多くの研究がなされている．体格や身体組成の測定方法や脂肪の利用を高める運動の内容（運動強度や運動時間など）に関しての理解を深める必要がある．

　以上，いくつかの社会環境の変化による現代人における問題点を挙げたが，これらの問題点の解決方法にスポーツ，運動，体力，健康，運動処方，肥満など，体育・スポーツ科学の研究対象となっている項目が多く含まれている．したがって，このような現代社会において生じている問題に対処するためにも体育・スポーツ科学の必要性は高いと言えるであろう．また，現代社会において高い体力水準を保ち，良好な健康状態を維持し，生活の質を重視して質の高い生活を営むためには，各個人が教養としての体育・スポーツ科学における基礎知識に関して理解を深めることが必要と考えられる．

　本書では「体力」「運動」「健康」をキーワードとしており，第Ⅰ部の体力科学では，体力とは何かといった問いに対する答えから，自分の体力を知るためにはどのような測定を行いどのように評価する必要があるのか，また体力

は加齢に伴いどのように変化するのかについて解説する．さらに文部科学省(当時，文部省)が1999年に作成した「新体力テスト」を紹介する．第Ⅱ部の運動科学では，ヒトの体を理解する上で必要な学問領域である運動生理学，バイオメカニクス，運動栄養学，トレーニング論に関する基礎理論について簡単に解説する．運動生理学では，日頃何気なく行っている運動に関係する筋収縮のメカニズム，運動を調整する場合の神経系の構造，運動による心肺機能の変化などについての基本的事項を解説する．バイオメカニクスでは，運動を力学的に理解するための法則や人体の解剖学的特徴について解説する．運動栄養学では，栄養素の特徴や運動と栄養との関係などについて解説する．トレーニング論では，トレーニングの原理・原則や初心者が安全に実施することのできるマシントレーニングの紹介も含めて各種トレーニング法について解説する．第Ⅲ部の健康科学では，健康づくりに必要な基礎理論を解説する．はじめに健康の考え方や国が作成したガイドラインなどを示し，実際に運動を行う場合に必要となる運動プログラムの立て方や運動を実践する場合に参考となるニュースポーツの特徴を紹介する．また，著者らが自ら行った中高年者のための運動プログラムの作成を目的とした体力と健康の関連度の定量化を試みた研究の成果を紹介する．

2．体育・スポーツ科学の歴史と研究領域

　体育・スポーツ，体力，運動，健康などに関係する研究領域は，これまで国内では体育学，体育科学あるいはスポーツ科学として認知され発展してきた．関連する領域には体力や健康の問題を取り扱う体力科学，健康科学，スポーツ医学などがある．一般に「体育・スポーツ・運動」といった用語から連想されるのは，学校体育の実技の授業であったり，広く国民に親しまれている相撲や野球，あるいはオリンピック種目に代表される陸上，水泳，バレーボールなどの競技スポーツに関するものが中心であり，運動そのものに関する実技的イメージが強いようである．これまで，学校体育における授業の大部分が実技中心で行われてきたことも大きな原因の一つと考えられる．つまり，学校体育や競技スポーツの発展は運動科学や体力科学をはじめとする多くの学問領域の研究成果に基づいているにもかかわらず，これらの関連学問領域の存在やその内容に関しては一般的にはあまり知られていない．

　体育・スポーツ，体力，運動，健康などを理解するにあたり，体育・スポーツ学の歴史と発展および関連する研究領域を紹介する．

(1) 歴史と発展

　体育学（体育科学）は，主として人間の運動を対象に，人間を総合的に探究する研究領域である．独立した理論体系の確立は20世紀に入ってから始まり，第二次大戦以後に科学としての体裁を整えるようになってきた．研究内容は多岐にわたっているが，アメリカの代表的な体育学関連の学術雑誌"Research Quarterly"（1930年～）に発表された論文の研究方法の推移から研究内容をみると，初期は理論の展開と文献的研究が多かったのに対して，1950年代から測定・統計的処理による実証的研究が多くなる傾向が認められる（図1）．統計処理による研究が増加した理由の1つには，電子計算機とプログラム言語の開発によるところが大きい．今日まで，体育・スポーツ科学は，学校体育に関する研究，競技力向上に関する研究，スポーツ医学に関する研究などを中心として発展してきた．現在，研究内容は大きく人文社会科学系と自然科学系に分類され，それぞれの系でさらに分化して研究が進

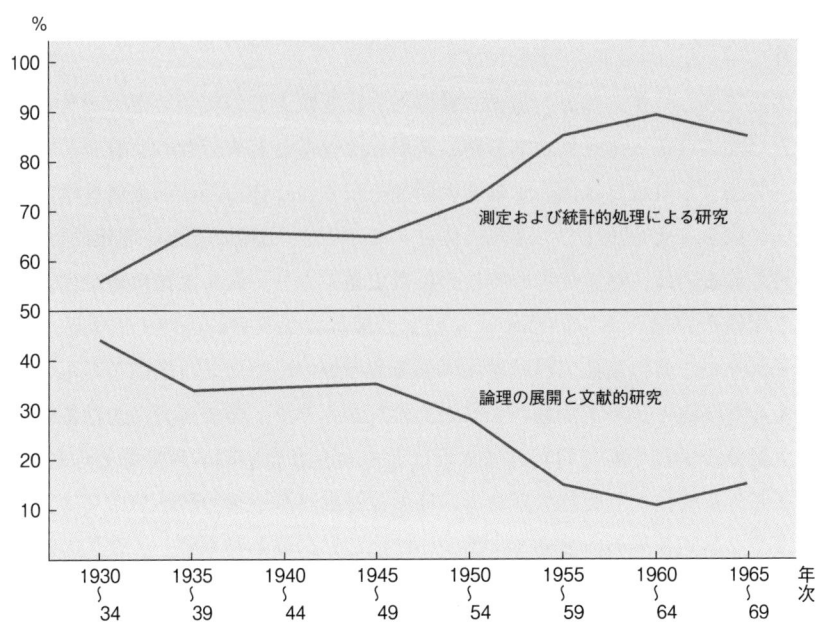

図1 1930〜69年にResearch Quarterlyに公表された論文の研究方法の推移
(前川他編, 現代体育学研究法, 大修館書店, p.7, 1980)

められている．研究領域の内容については後述する．

　国内における戦前の体育は，主として学校体育と軍事体育から成り立っていた．学校体育では生徒・児童を対象とした運動（体操）や部活動の指導が中心であった．軍隊では兵士を対象とした訓練のために体育が行われており，実技中心の内容であった．このような体育の内容は戦後大きく変化し，軍事体育は終戦とともに消失していった．1教科としての実技中心の体育が学問領域としての体育学に発展するのは戦後になってからである．

　科学としての体育学の発展は，昭和24年に大学教育における体育科目の授業が必修となり各大学に体育学の専門研究者が配置され，日本体育学会が創設されたことにより本格的に始まったと言える．今日までに約60年をかけて発展してきた．他の学問領域と比べると比較的歴史の浅い領域である．現在，日本体育学会を構成する専門分科会のいくつかは独立した学会として活動を開始しており，また関連学会も設立されている．今後の体育学の研究領域は，他の

隣接領域との融合や専門性を高めつつ分化しながら発展していくものと予想される．

　現在では大学教育における体育科目の必修・選択の判断を各大学で行なうことになり，体育科目を選択科目にしている大学も認められる．体育学あるいはスポーツ科学を専門とする研究者が所属する研究機関は，大学を中心とした時代から研究所などに変化しつつある．また，領域の多様な変化により，体育学あるいは体育科学という用語にも限界が生じ，これらの領域を代表する名称の変更も検討されている．

　今日までの体育・スポーツ科学における研究成果は，日本体育学会編集の「体育学研究」や日本体力医学会編集の「体力科学」などの学術雑誌に掲載されている．最近では，英文誌も発行されており研究成果が国外に向けて多く公表されている．これらは体育学関連の研究機関や大学の図書館などに蔵書されており閲覧することができる．

　また，体育・スポーツ科学に関する情報は，一般向けの雑誌においても知ることができる．保健体育全般に関する一般雑誌としては，日本体育学会編集「体育の科学」（杏林書院），保健科学研究会編集「保健の科学」（杏林書院）など，学校体育に関するものには「体育科教育」（大修館書店）など，指導法・コーチングに関するものには「コーチング・クリニック」（ベースボール・マガジン社）などがある．スポーツに関する一般雑誌として，スポーツ医学に関するものには日本臨床スポーツ医学会準機関誌「臨床スポーツ医学」（文光堂）などがある．これらの一般雑誌は書店で購入することができ，一般の人でも最新の研究成果や関連情報を得ることができる．

(2) 研究領域

　体育・スポーツ科学を構成する個々の研究領域は意外と知られていない．学校体育で学んだ実技の指導方法や教材について研究する領域から，体育やスポーツに関する歴史や原理，健康・体力の維持向上や競技スポーツにおける競技力向上を目指した運動生理学，運動処方論，あるいはトレーニング理論の領域のみならず，スポーツシューズや競泳用の水着などの開発に代表されるスポーツ関連の器具・用具の開発に関わる領域まで研究領域は多岐にわ

たっている.

例えば，日本体育学会を構成する専門分科会は次に示す通りであり，現在では15領域にわたっている．比較的新しく専門分科会に加わった分科会にはアダプテッド・スポーツ科学と介護福祉・健康づくりがある．いくつかの分科会はすでに学会として独立している．

体育哲学	体育史	体育社会学
体育心理学	運動生理学	バイオメカニクス
体育経営管理	発育発達	測定評価
体育方法	保健	体育科教育学
スポーツ人類学	アダプテッド・スポーツ科学	介護福祉・健康づくり

体育哲学では，研究対象が身体教育（体育），学校体育，スポーツ，競争・ゲーム・ルール，遊戯，武道，余暇などに分かれて研究が行われている．体育史では，国内外の体育・スポーツに関する歴史について近代・現代を問わず研究がなされている．体育社会学では，体育・スポーツ・プレイと文化・社会あるいはその構造などが研究課題として扱われている．体育心理学では，認知と反応，学習，パーソナリティ，競技心理などの研究が進められている．運動生理学では，神経・筋機能，呼吸・循環機能をはじめコンディショニングに至る広い範囲で生理学を基礎とした研究が行われている．バイオメカニクスでは，測定・分析法に関する研究や種々の運動（投げる，蹴る，打つ，走るなど）の力学的・動作分析的研究が行われている．体育経営管理では，学校体育の体育経営管理，スポーツ経営・産業，体育・スポーツ行政に関する研究テーマが認められる．発育発達では，乳幼児期から高齢者に至るまでの形態や機能（体力や運動能力）などの加齢変化に関する研究が行われている．測定評価では，身体機能を測定・評価する方法の検討・開発や標準値の作成に関する研究がなされている．体育方法では，種々のスポーツ競技における指導方法論やゲーム分析・戦術に関する内容などが扱われている．保健では，健康教育，健康管理，学校保健などに関する課題が研究されている．体育科教育学では，主として学校体育における教育方法や教材などに関する研究が行われている．スポーツ人類学では，日本のみならずアジア，アフリ

カ,ヨーロッパなどにおけるスポーツの発祥や起源について人類学の観点から研究が行われている.アダプテッド・スポーツ科学は,障害の種類や程度にルールや用具を合わすことにより,障害者のみならず,幼児,高齢者,低体力者が参加できるスポーツに関する課題を研究対象とする比較的新しい研究領域である.介護福祉・健康づくりの分科会は,長寿国となったわが国の超高齢化社会において,健康寿命の延伸や生活体力の維持向上などを実現するための問題を取り扱う新しい領域である.

なお,日本体育学会の15専門分科会と関連する主な国内および国際学会は表1に示す通りである.学会名には「体育」ではなく「スポーツ」が一般的に用いられる傾向にある.

表1 日本体育学会の専門分科会と関連する国内・国際学会

日本体育学会の分科会	関連する主な国内学会	関連する主な国際学会
体育哲学	日本体育・スポーツ哲学会,身体運動文化学会	国際スポーツ哲学会
体育史	スポーツ史学会	国際体育・スポーツ史学会
体育社会学	日本スポーツ社会学会	国際スポーツ社会学会
体育心理学	日本スポーツ心理学会	国際スポーツ心理学会
運動生理学	日本運動生理学会,日本体力医学会	国際運動生化学会議
バイオメカニクス	日本バイオメカニクス学会	国際バイオメカニクス学会
体育経営管理	日本体育・スポーツ経営学会,日本スポーツ産業学会	ヨーロッパスポーツマネジメント学会
発育発達	日本発育発達学会	
測定評価	日本体育測定評価学会	
体育方法	日本スポーツ方法学会,日本スポーツ運動学会	
保健	日本学校保健学会	
体育科教育学	日本体育科教育学会,日本スポーツ教育学会	
スポーツ人類学	日本スポーツ人類学会	アメリカ遊戯研究学会
アダプテッド・スポーツ科学		
介護福祉・健康づくり		

(日本体育学会(監):最新スポーツ科学事典.pp.854-873, 2006 などを参考に著者作成)

【参考文献】
1. 体育・スポーツ科学の必要性
　　内閣府（編）：少子化社会白書 平成21年度版．佐伯印刷, 2009.
　　大場一義，成田十次郎，加藤元和，見形道夫，高島　実，輿水はる海（編著）：体育・スポーツの歴史．日本体育社, 1983.
　　大森千明（編）：スポーツ学のみかた（AERA Mook）．朝日新聞社, 1997.
　　SSF笹川スポーツ財団：スポーツ白書～2001年のスポーツ・フォア・オールに向けて～．SSF笹川スポーツ財団, 1998.
　　宇土正彦（編著）：教養としての保健体育．大修館書店, 1996.

2. 体育・スポーツ科学の歴史と研究領域
　　波多野義郎：実例リポート・論文の書き方．泰流社, 1977.
　　前川峯雄，猪飼道夫，笠井恵雄，菅原　禮，藤田　厚，宮下充正（編著）：現代体育学研究法．大修館書店, 1980.
　　水野忠文，木下秀明，渡辺　融，木村吉次：体育史概説－西洋・日本－．杏林書院, 1990.
　　日本体育学会（編）：特集／日本体育学会の半世紀を振り返る．体育の科学, 47（1）, 1997.
　　日本体育学会（監）：最新スポーツ科学事典．平凡社, 2006.
　　日本体育協会（監）：【最新】スポーツ大事典．大修館書店, 1994.
　　大森千明（編）：スポーツ学のみかた（AERA Mook）．朝日新聞社, 1997.

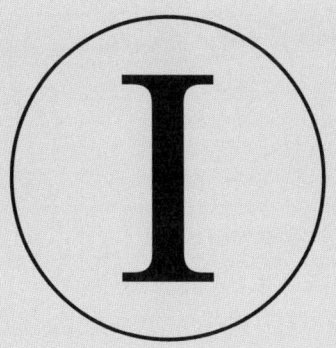

体力科学

「体力」という言葉は身近な用語ではあるが，その意味について改めて考えてみると，体力がある人は「スタミナがある人」というような持久性を表わす用語として理解されている場合や，「力強い人」というような筋力を表わす用語として理解されている場合など種々の解釈がなされている．自己の体力を知るためには，体力に関する基礎理論について正しい理解を深める必要がある．第Ⅰ部では，体力の考え方と構造，体力の測定と評価方法，体力の加齢に伴う変化について解説する．さらに，文部科学省が作成し全国的に実施されている新体力テストを紹介する．

Ⅰ-1 体力の考え方と構造

1 体力とは

「体力」の定義について辞典で調べると「身体の力，身体の作業・運動の能力，または疾病に対する抵抗力」〔広辞苑（第5版），岩波書店，1998〕や「労働や運動に耐える身体の力，また，病気に対する抵抗力」〔大辞泉（第1版，増補，新装版），小学館，1998〕などの記述が認められる．これらの定義に共通する点は，体力には2つの側面があり，日常活動や運動に関わる能力だけではなく病気に対する抵抗力をも体力の一部として考えている点である．

現在では，このように体力は運動や活動に関わる部分と病気や生存に関わる部分に分けて考えられており，体力とは「人間の活動や生存の基礎となる身体的能力である」という定義が広く使われている．さらに，体力は複数の要素から構成される能力として理解されている．活動の基礎となる部分を行動体力，生存の基礎となる部分を防衛体力として理解することができるため，前述の定義は体力の構造を理解する上でもわかりやすい定義と言える．

2 体力の構造

体力の定義からも理解できるように，体力には2つの側面があり，さらに複数の要素から構成されている．体力の構造と個々の構成要素を理解することにより自己の体力水準の測定および評価がはじめて可能になる．体力の構造に関しては，古くから図Ⅰ-1に示す構造（分類）が紹介されている．この体力の構造には身体的要素のみならず精神的要素が含まれているのが特徴である．しかし，最近では体力の構成要素に精神的要素を含めないで考える場合が多い．

キュアトン（Cureton）は，ヒトが環境に適応していく場合，その内容は身体的，情緒的，精神（知）的，社会的適応の4側面に分けられるとし，その機能をそれぞれ身体的適性（physical fitness），情緒的適性（emotional fitness），精神的適性（mental fitness），社会的適性（social fitness）と考えた．

これらを総合した全体的適応に対応するのが全体的適性（total fitness）である．生体の内外をそれぞれ内部環境，外部環境とすると，外部環境の変化に対応して生体をある程度変容させていく性質を適応性（adaptability）と言う．また，外部環境の変化に対して，常に内部環境を一定の良好な状態に保とうとする働きがある．例えば，気温が急激に変化しても体温を一定に保つ働きが生体には備わっている．これを恒常性（homeostasis）と言う．

physical fitnessは，外部環境に適合あるいは適応していく身体の能力という考えに基づき，体力の英訳として一般的に用いられている．身体的適性は図Ⅰ－1における体力の構造の身体的要素に相当する．

精神的要素を体力の構成要素として考える場合，行動体力には意志，判断，意欲が含まれ，防衛体力には精神的ストレスに対する抵抗力（不快，苦痛，恐怖，不満などに対する抵抗力）が含まれる．

図Ⅰ－1に示す体力の構造における身体的要素の部分は，行動体力と防衛体力に分類される．行動体力とは体内のエネルギーを身体運動という形で外

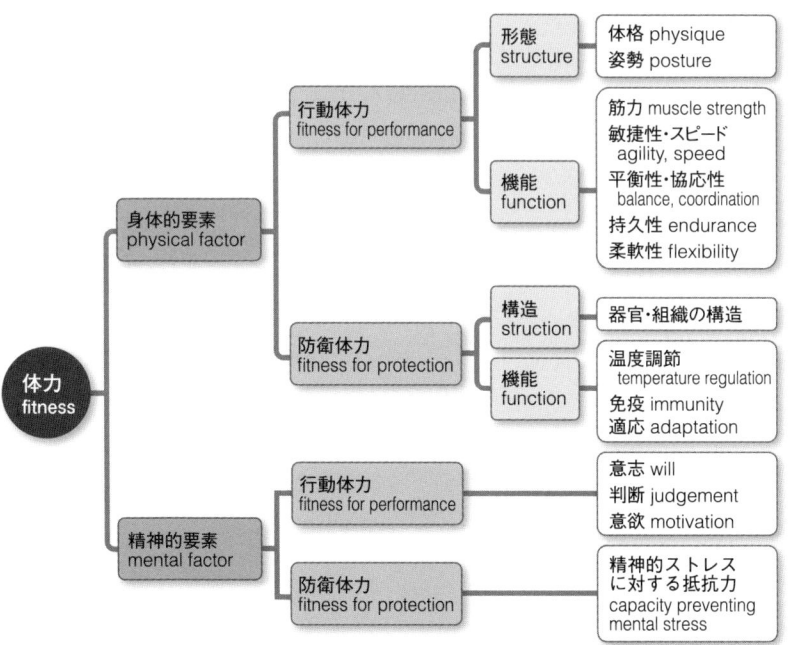

図Ⅰ－1　体力の構造（福田と猪飼による）(猪飼, 運動生理学, 杏林書院, p.144, 1986)

部に積極的に発揮する能力であり，活動体力や運動能力と同義と考えられている．一方，防衛体力とは，外部(体外)からの各種ストレスに対し，これを防衛し自己の健康を維持しようとする能力である．各種外部環境の変化に対して生体は内部環境を一定の状態に保持しようとする防衛機能が働く．そのため，健康保持能力や抵抗力とも呼ばれる．外部環境の変化が軽い場合は生体はよく適応し，内部環境は安定した状態を保持できるが，外部環境の変化が激しく防衛機能の限界を超える場合，内部環境の恒常性は乱れ生理機能に支障をきたす．

行動体力は形態と機能に分類され，形態は体格，姿勢，機能は筋力，敏捷性，スピード，平衡性，協応性，持久性，柔軟性などから構成される．防衛体力は構造(器官・組織の構造)と機能から成り，機能には温度調節，免疫，適応の各要素が含まれている．このように体力は複数の要素から構成される総合的な身体能力である．最近では健康と関連の高い体力という意味での健康関連体力(health-related physical fitness)という概念が利用されるようになってきた．健康を維持増進するための体力として重要であり，健康づくりのための運動プログラムの作成において注意すべき体力要素を含んでいる．この健康関連体力を構成する要素には，形態では体格，身体組成，機能では筋力，筋持久力，全身持久力，敏捷性，柔軟性，平衡性などが含まれる．

身体運動と関係が深い生理機能は，筋機能，呼吸循環(心肺)機能，神経機能，関節機能である．筋機能は主に筋力，瞬発力，筋持久力に，呼吸循環機能は主に全身持久力に対応する．神経機能は主に敏捷性，平衡性，協応性(巧緻性)に，関節機能は主に柔軟性に対応する．体力の構成要素に関しては，研究者や対象年齢などによって若干異なるが，以下のように整理される．

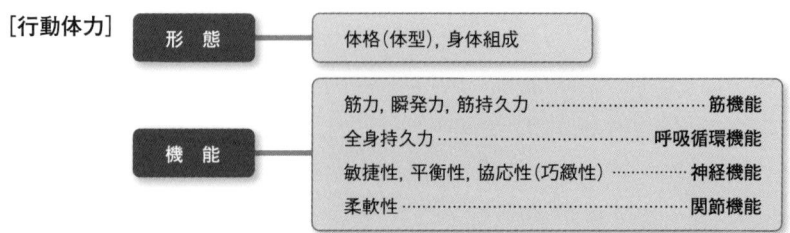

形態要素である体格は，人の身体全体の外観的特徴を表すもので，栄養状態などを知るための指標であり，身長や体重などの計測値を用いて評価される場合が多い．さらに，体格は長育，量育，周育，幅育の4側面に分けられる．体型は形態の類型であり，これは遺伝的素質に加えて，栄養，疾病などの環境の影響も受けて形成される．クレッチマー（Kretchmer）は性格との関連において，体型を肥満型，闘士型，細長型に，シェルドン（Sheldon）は体質との関連において，内胚葉（肥満）型，中胚葉（筋肉）型，外胚葉（やせ）型の3つの基本型に分類している．キュアトンは，スポーツマンの体型分類を行い，体型と種目との関係を明らかにしている．その後，シェルドンやキュアトンの方法を発展させて生体計測項目を加えたヒース・カーター法による体型分類法が，国際的に広く利用されるようになった．

　一方，身体組成は，2分画モデルによると，体重を脂肪組織（脂肪量）と脂肪以外の組織（除脂肪量）に分けたときの特徴を表す要素である．体脂肪率は肥満度を判定する最も有効な指標であり，これは体重に占める脂肪量の割合を示す．体脂肪率は，正確には水中体重秤量法により体密度を，あるいはガス希釈法により体容積を求め，これらを手がかりに推定される．最近では生体電気インピーダンス法を用いて簡易に身体組成を評価することができる．

　従来，形態を構成する要素には姿勢が含まれることが多かった．しかし，姿勢は医学的な異常の有無を評価する上で重要な指標であるが，姿勢の体力全体に対する重要性は明確ではなく，現場の体力測定において姿勢の測定および評価が行われることは少ない．このような理由から，現実的には形態は以上の2要素によって構成されると考えることが適当であろう．

　行動体力の機能の部分は，基礎行動体力，狭義の体力，基礎体力，身体資源とも言われ，単に体力と言った場合は，この機能のことを指す．キュアトンは身体適性の構造（図Ⅰ-2）を円形で仮定しているが，行動体力の内容はその構成の一つである運動適性ともほぼ一致する．

　機能を構成する要素である筋力は筋肉の収縮に伴い発揮される筋張力の程度を表すものであり，瞬発力は短時間にどの程度大きな力を発揮できるかを表すものである．筋持久力は筋収縮を伴う作業をどの程度持続できるかを表す要素である．筋力は，その発揮が外部に動きとして表れるか否か（関節の

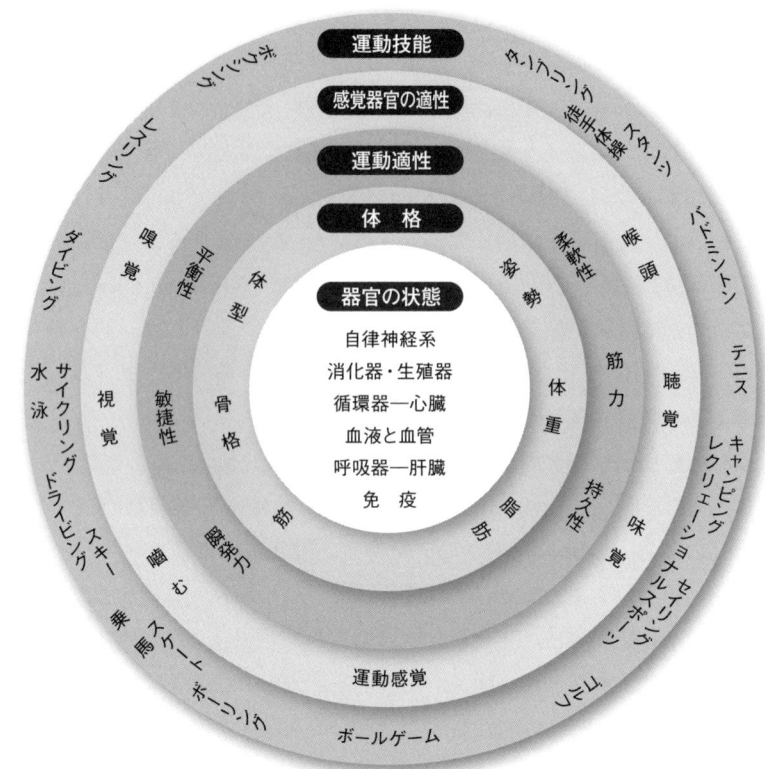

図Ⅰ-2 身体適性の構造（キュアトンによる）(松浦, 体力測定法, 朝倉書店, p.154, 1986)

屈伸の有無）により静的筋力と動的筋力に分けられる．全身持久力は酸素を取り込みながら行う運動をどの程度持続できるかを表す能力で，呼吸循環機能が反映する要素である．敏捷性は，運動の素早さに関する要素である．平衡性は身体の姿勢保持に関わる要素である．協応性（巧緻性）は，定義が難しいが，複雑な運動における調節能力あるいは手先の巧みな調節運動に関する要素である．柔軟性は，関節の可動域の大きさを表す要素である．

一方，行動体力を構成する体力要素は，その発揮の観点から行動を起動する，行動を持続する，行動を調節する能力，に各々分類できる．行動を調節する能力は，神経機能と密接な関係があり，調整力と呼ぶことがある．

- 行動を起動する能力　筋力，瞬発力
- 行動を持続する能力　筋持久力，全身持久力
- 行動を調節する能力　敏捷性，平衡性，協応性（巧緻性），柔軟性

　また，エネルギーの出力と制御によるエネルギー系とサイバネティックス系の体力として分類することも可能で，行動を起動・持続するための要素は前者に対応し，行動を調節するための要素は後者に対応する．
　防衛体力について構成要素を整理すると以下のようになる．

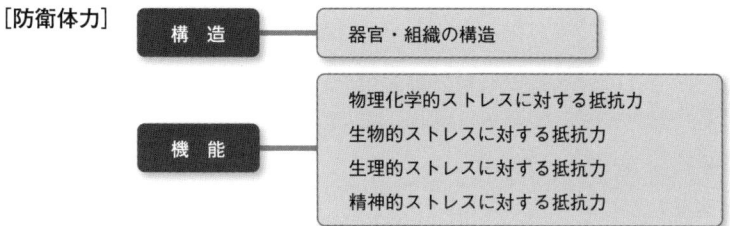

　防衛体力における構造には器官・組織の構造が含まれ，機能は4要素に分けられる．物理化学的ストレスに対する抵抗力とは，寒冷，暑熱，低酸素，高酸素，低圧，高圧，振動，化学物質などに対する抵抗力である．生物的ストレスに対する抵抗力とは，細菌，ウイルス，その他の微生物，異種蛋白などに対する抵抗力である．生理的ストレスに対する抵抗力とは，運動，空腹，口渇，不眠，疲労，時差などに対する抵抗力である．精神的ストレスに対する抵抗力とは，不快，苦痛，恐怖，不満などに対する抵抗力である．
　身体の器官・組織の構造に異常が生じたり，各種ストレスに対する抵抗力が低下したときに，生存に関わる体力，つまり防衛体力の低下が生じると考えられる．行動体力の測定や評価は容易に行うことが可能であるが，防衛体力を測定あるいは評価するためには医師の診断が必要となる．
　以上のように，体力とは活動や生存の基礎となる身体的能力であり，複数の要素から構成される総合的な能力であることを理解することにより，自己の体力を種々の側面から測定および評価することが可能になるであろう．

3 運動能力と生活活動（動作）能力

　運動能力は，身体運動を成就する能力であり，身体の諸機能が複合し，身体運動という形で外形的に展開しうる能力である．また，単に身体運動と言っても，それぞれ特有の課題をもっており，走る，跳ぶ，泳ぐなどのように外形的には異なった形で表出される．これらの相違は運動形態（様式）の相違，つまり，運動種目の相違に他ならない．水泳，サッカー，テニスなどの競技スポーツにおける個々の特殊な運動は，生まれながらに誰もが出来る運動ではない．これらの運動は，人間が考案し発展させたスポーツ技術を習得し，一定のルールの下で行われる．スポーツ技術の反復練習により，学習し，自己の能力として内面化し，スポーツ技能となり発揮される．各運動種目の成就に必要な能力は，種目別運動能力，専門的運動能力，特殊運動能力と言われる．これに対して，あらゆる運動の成就に程度の差こそあれ共通に関与する能力は基礎（的）運動能力あるいは一般（的）運動能力と呼ばれ，前述の専門的運動能力と区別される．

　一方，歩，走，投，蹴，跳，登などの運動は，一定の年齢に達すれば誰もが共通に成就可能となる生得的な運動である．これらは運動の単位として分割できない一つの基本的運動である．基本的運動に対し前述のスポーツ運動はスポーツ技術を習得してはじめて成就可能になる後天的な運動である．基本的運動の成就に必要な能力は前述のスポーツ技能に対して基礎運動技能とも言われる．サッカー，テニス，バレーボールなどのスポーツ運動は基本的運動が複合して構成される．例えば，サッカーの場合には，走る，蹴る，受ける，跳ぶなどの基本的運動の複合からなる．また，基礎運動技能は，日常生活活動においては特別な場合を除き全力発揮の状態で成就することはない．しかし，競技では，力強く，速く，長く，巧みに，正確になどと言ったように特別の課題をもって調節された上で発揮され，成果（performance）が競われることになる．各運動課題を合理的に達成するために，特別な運動技術の開発がなされる．例えば，単なる「跳ぶ」と言う動作は誰もができる基本的運動の一つであるが，より高く跳ぶという競技目的から，ベリーロール，背面跳びなどのような高度な跳躍技術が考案された．このように，走，跳，投の基本的運動も，競技として行われる場合には特別なスポーツ技術の

習得が必要となり，そのためには専門的な体力や運動能力が必要となる．また，「走る」ことは誰もができる運動であるが，短い距離を速く走る，あるいはマラソンのように長い距離を走る競技では，それぞれに特有の走技術と体力が必要であり，専門的な技術習得と体力を高めるトレーニングが必要となる．このように，同じ走る動作でも，速くあるいは長くと言った課題により，それらの成就に必要な技術と運動能力が異なることになる．競技スポーツはその構成人数の点から，個人スポーツ，対人スポーツ，集団スポーツに分類されるが，基本的運動から発展した多くは個人競技スポーツである．

　図Ⅰ-3は運動能力の階層構造を示したものである．運動能力に相当する基礎運動要素は体格や身体機能を土台に築かれ，走，跳，投などの基礎運動技能の習得に関与する．さらに，種目別の専門的トレーニングを行うことにより，バスケットボール技能，バレーボール技能などの各種スポーツに特有の専門技能がそれぞれ発達すると考えられる．また，競技スポーツ運動を実践することにより，その運動の成就に関与の高い体力要素が発達することになる．

　一方，高齢者においては，体力水準をいかに高く保つかといったことより，日常生活に支障のない程度の能力を維持し質の高い生活（QOL：quality of life）を営むことが重要になる．そのため，高齢者では，体力よりも生活活動（動作）能力という用語が使われるようになってきている．日常生活活動

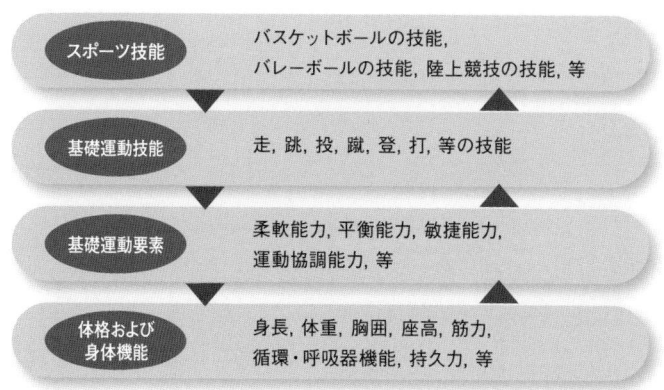

図Ⅰ-3 運動能力の階層構造（ラルソンによる）（松浦，体力測定法，朝倉書店，p.155, 1986）

(動作)（ADL：activities of daily living）は，大きく単一動作と複合動作に分けられる．単一動作とは，歩く，走る，跳ぶ，投げる，拾うなどの動作で，これらは前述の基本的運動に相当する．複合動作とは，入浴，洗顔，食事，洗濯などの動作である．例えば，入浴で言えば，脱衣・着衣，浴槽への出入り，身体を洗うなど個々の一連の動作が複合して，入浴と言う一つの動作を形成する．生活動作は，競技スポーツ運動とは異なり，他人と競ったり全力で成就するものではなく，最大下の能力発揮により動作が行われる．

【参考文献】
猪飼道夫：運動生理学入門，改訂第5版．杏林書院，1986．
池上晴夫：[新版] 運動処方．朝倉書店，1996．
松田岩男，小野三嗣：スポーツ科学講座9・スポーツマンの体力測定．大修館書店，1965．
松浦義行：体力測定法．朝倉書店，1986．
宮下充正（編著）：体力を考える―その定義・測定と応用―．杏林書院，1997．
日本体育学会測定評価専門分科会（編著）：体力の診断と評価．大修館書店，1987．

Ⅰ-2 体力の測定と評価方法

体力は行動体力と防衛体力に分類され,各々複数の要素から構成される総合的な身体能力であることは既に解説した通りである.つまり,自己の体力を知るためには,複数の体力要素についての測定を行い,得られた測定値を評価基準と比較して適切に評価を行うことが必要である.体力を構成する要素のうち行動体力について実際に測定を行う場合の一般的な測定項目と測定方法を解説する.さらに,個々の測定値を評価する場合の年齢・性別の評価基準を示す.

1 形態

a. 体格

体格は,長育,量育,周育,幅育の4側面に分けられるが,後者の3側面は密接な関係にあり,これらの代表的測定項目として体重が選択されることが多い.周育と幅育の測定項目としては胸囲が選択されることもある.長育の代表的測定項目は身長である.体格は身長と体重の計測値を用いて指数を算出し評価する場合が多い.代表的な指数には,ローレル指数やBMI (body mass index) がある.これらの指数は,体格や体質,肥満度あるいは栄養状態の指標として古くから利用されてきた.それぞれ以下に示す算出式を用いて身長と体重の計測値から求めることができる.また,BMIは図Ⅰ-4のノモグラムを利用して簡単に求めることも可能である.

ローレル指数 = {体重 (kg) ÷ 身長 (cm)^3} × 10^7
BMI = 体重 (kg) ÷ 身長 (m)^2

ローレル指数については,150〜160を超えると過体重であるという評価基準が示されているが,この指数は身長の大きい人ほど値が小さくなるという特徴があるため,最近では体格の評価指数としてBMIが利用されること

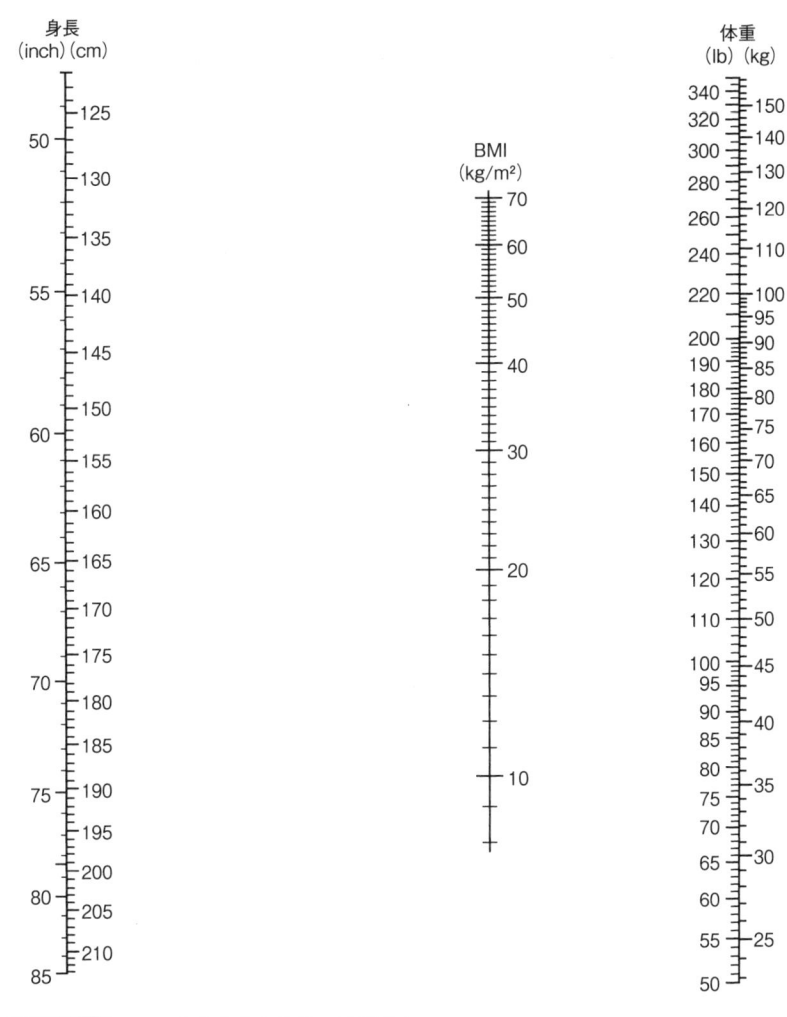

図Ⅰ-4 BMIを求めるためのノモグラム
(ACSM, 運動処方の指針, 南江堂, p.43, 1997)

が多い．BMIの評価基準に関しては，20〜25が成人男女の標準範囲，25を超える場合に肥満，40以上の場合に病的肥満と判定する評価基準が示されている．

また，近年体格指数の中で，ウエスト／ヒップ比（WHR）が心臓病と関連

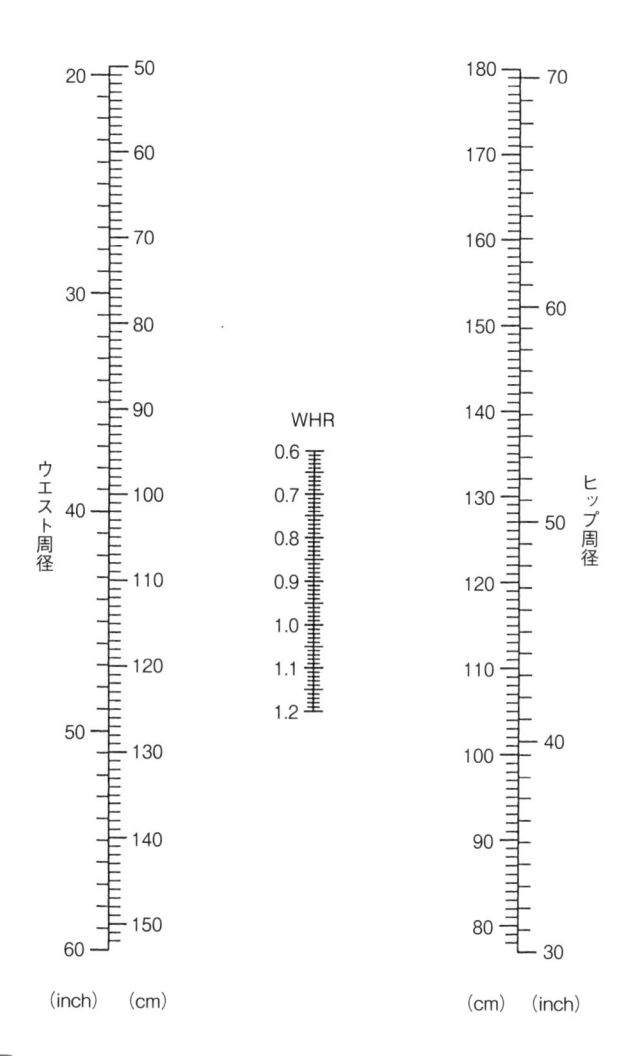

図Ⅰ-5 ウエスト／ヒップ比（WHR）を求めるためのノモグラム
(ACSM, 運動処方の指針, 南江堂, p.44, 1997)

の高い指数として注目されている．ウエスト／ヒップ比は図Ⅰ-5のノモグラムを利用して簡単に求めることができる．この値が男性で0.95，女性で0.86を超える場合，健康上の罹患リスクが大きくなると報告されている．

b．身体組成

　身体組成の評価で最も頻繁に用いられる項目は体脂肪率である．体脂肪率は実験室的測定においては水中体重秤量法により身体密度を求めて推定される．しかし，このような測定は一般には困難であるため，専用のキャリパー（図Ⅰ－6）や超音波測定器を用いて数箇所の皮下脂肪厚を測定し体脂肪率を推定するか，生体電気インピーダンス計などを用いて測定が行われる．ガス希釈法は体容積を求めて体脂肪率を推定する．この方法は特殊な測定用チェンバーを必要とし測定装置が高価であるが，精度が高く測定が簡便であるので今後普及することが予想される．インピーダンス計は生体の電気抵抗の大きさを測定して体脂肪率を推定するもので，測定が簡便で信頼性が比較的高いため広く利用されている．体脂肪率に関しては，男子は20％，15歳未満の女性は25％，15歳以上の女性は30％を超えると軽度肥満と判定される基準が示されている．さらに，体脂肪率が5％および10％増加すると，それぞれ中等度肥満，重度肥満と判定される．

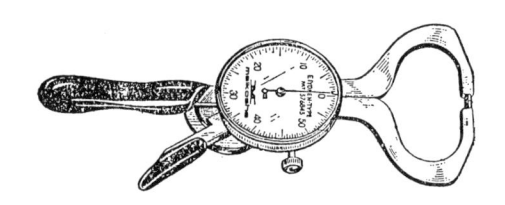

図Ⅰ－6　皮下脂肪厚測定に用いられる専用キャリパー
（体育科教育研究会編，体育学実験・演習概説，大修館書店，p.45, 1991）

2　機能

a．筋力

　筋力は握力や背筋力の測定値から評価されることが多い．他の筋力測定項目には脚筋力や屈腕力などがある．数ある筋力測定項目の中で握力の測定が最も頻繁に採用されているのは，握力の測定値と他の部位の筋力測定値との相関関係が比較的高く，測定法が簡便で，測定値の信頼性が高いためである．

表Ⅰ-1　握力の評価基準

〈男子〉 (単位：kg)

年齢	平均値±標準偏差	低い	やや低い	普通	やや高い	高い
20～24	48.11±7.21	～37	38～44	45～51	52～58	59～
25～29	47.96±7.21	～37	38～44	45～51	52～58	59～
30～34	48.24±7.04	～37	38～44	45～51	52～58	59～
35～39	48.20±6.70	～38	39～44	45～51	52～58	59～
40～44	48.01±6.55	～38	39～44	45～51	52～57	58～
45～49	47.43±6.34	～37	38～44	45～50	51～56	57～
50～54	46.62±6.37	～37	38～43	44～49	50～56	57～
55～59	44.47±6.65	～34	35～41	42～47	48～54	55～
60～64	42.12±6.29	～32	33～38	39～45	46～51	52～
65～69	39.34±6.12	～30	31～36	37～42	43～48	49～
70～74	36.56±5.93	～27	28～33	34～39	40～45	46～
75～79	34.26±5.79	～25	26～31	32～37	38～42	43～

〈女子〉 (単位：kg)

年齢	平均値±標準偏差	低い	やや低い	普通	やや高い	高い
20～24	28.88±4.93	～21	22～26	27～31	32～36	37～
25～29	28.77±4.77	～21	22～26	27～31	32～35	36～
30～34	29.04±4.68	～22	23～26	27～31	32～36	37～
35～39	29.66±4.69	～22	23～27	28～32	33～36	37～
40～44	29.97±4.60	～23	24～27	28～32	33～36	37～
45～49	29.39±4.61	～22	23～27	28～31	32～36	37～
50～54	28.50±4.41	～21	22～26	27～30	31～35	36～
55～59	26.89±4.20	～20	21～24	25～28	29～33	34～
60～64	25.85±4.12	～19	20～23	24～27	28～32	33～
65～69	24.68±3.84	～18	19～22	23～26	27～30	31～
70～74	23.26±4.27	～16	17～21	22～25	26～29	30～
75～79	21.98±4.22	～15	16～19	20～24	25～28	29～

（文部科学省：平成20年度体力・運動能力調査結果．2009より著者作表）

　握力は握力計を用いて測定を行う．握力計の握り幅を人差指の第二関節が直角になるように調節し，直立姿勢で握力計を身体に触れないようにして体側に持ち全力で握りしめる．握力の評価基準は表Ⅰ-1に示す通りである．なお，文部科学省の新体力テストでは，左右交互に2回ずつ合計4回測定を行い，各々の良い方の記録の平均値（kg未満は四捨五入）を求める．

　背筋力は背筋力計を用いて測定を行う．背筋力計の台の上に立ち，上体を

表Ⅰ-2 背筋力の評価基準

〈男子〉 (単位:kg)

年齢	平均値±標準偏差	低い	やや低い	普通	やや高い	高い
20～24	151.7±25.0	～114	115～139	140～164	165～189	190～
25～29	148.5±24.8	～111	112～136	137～160	161～185	186～
30～34	143.0±25.2	～105	106～130	131～155	156～180	181～
35～39	140.5±24.2	～104	105～128	129～152	153～176	177～
40～44	137.0±24.5	～100	101～124	125～149	150～173	174～
45～49	132.0±23.8	～96	97～120	121～143	144～167	168～
50～54	117.9±23.2	～83	84～106	107～129	130～152	153～
55～59	104.0±23.8	～68	69～92	93～115	116～139	140～
60～64	94.0±26.0	～54	55～80	81～107	108～133	134～
65～69	86.0±27.5	～44	45～72	73～99	100～127	128～

〈女子〉 (単位:kg)

年齢	平均値±標準偏差	低い	やや低い	普通	やや高い	高い
20～24	92.2±19.5	～62	63～82	83～101	102～121	122～
25～29	88.9±20.5	～58	59～78	79～99	100～119	120～
30～34	87.3±11.4	～70	71～81	82～93	94～104	105～
35～39	85.8±14.2	～64	65～78	79～92	93～107	108～
40～44	83.9±14.3	～62	63～76	77～91	92～105	106～
45～49	80.4±16.3	～55	56～72	73～88	89～104	105～
50～54	74.0±19.8	～44	45～64	65～83	84～103	104～
55～59	65.2±14.6	～43	44～57	58～72	73～87	88～
60～64	56.8±15.1	～34	35～49	50～64	65～79	80～
65～69	49.9±19.3	～20	21～40	41～59	60～78	79～

(首都大学東京体力標準値研究会(編著):新・日本人の体力標準値Ⅱ.不昧堂出版, pp.166-171, 2007 より著者作表)

30度前傾した状態(図Ⅰ-7)でハンドルを握る．ハンドルをゆっくりと全力で引き上げる．急に引き上げると腰を痛めることがあるため注意すべきである．背筋力の評価基準は表Ⅰ-2に示す通りである．

b．瞬発力

瞬発力は立ち幅跳びの測定値から評価が行われることが多い．他の瞬発力測定項目には垂直跳びや50 m走などがある．文部科学省の新体力テストでは立ち幅跳びが採用されている(図Ⅰ-23参照)．立ち幅跳びの評価基準は表Ⅰ-3に示す通りである．垂直跳びは，目盛りのついた測定板が設置して

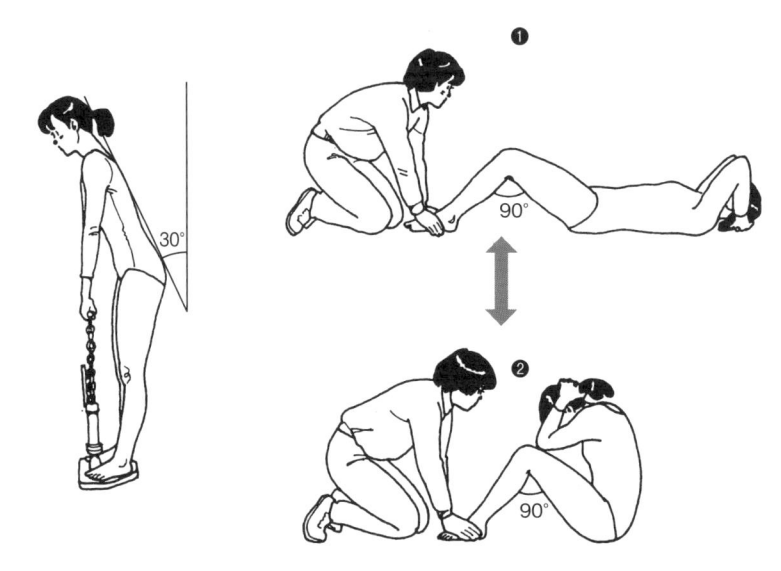

図Ⅰ-7　背筋力測定における前傾姿勢
（体育科教育研究会編，体育学実験・
演習概説，大修館書店，p.45, 1991）

図Ⅰ-8　上体起こしテスト
（池上，運動処方の実際，
大修館書店，p.108, 1993）

ある壁から20cm離れた所に立ち，膝を曲げた状態から垂直に跳び上がり跳躍距離を測定する．また，腰にひものついたベルトを装着し真上に跳び，移動したひもの長さから跳躍距離を測定する方法もある．

c．筋持久力

　筋持久力は腕立伏臥腕屈伸や上体起こしの測定値から評価を行うことが多い．腕立伏臥腕屈伸は，用意の合図で両手両足を床につけ，上肢が体と垂直になるように伸ばし，頭・体幹・下肢が一直線になる状態から肘関節が90度になるまで屈曲する．2秒に1回のテンポで反復し，続行不可能になるまでの回数を測定する．腕立伏臥腕屈伸の評価基準は表Ⅰ-4に示す通りである．

　上体起こしは，両膝を90度に曲げて仰臥位になり両手を後頭部で組んだ状態（背中の肩甲骨がマットなどについた状態）から両肘が両膝に接するまで上体を起こす（図Ⅰ-8）．補助者は足首をしっかりと固定する．なるべ

表Ⅰ-3　立ち幅跳びの評価基準

〈男子〉　　　（単位：cm）

年齢	平均値±標準偏差	低い	やや低い	普通	やや高い	高い
20～24	227.49±24.22	～191	192～215	216～239	240～263	264～
25～29	222.45±24.53	～185	186～210	211～234	235～259	260～
30～34	217.47±24.11	～181	182～205	206～229	230～253	254～
35～39	212.65±22.66	～178	179～201	202～223	224～246	247～
40～44	207.63±21.05	～176	177～197	198～218	219～239	240～
45～49	203.74±20.83	～172	173～193	194～214	215～234	235～
50～54	196.64±22.84	～162	163～185	186～208	209～230	231～
55～59	185.97±22.87	～151	152～174	175～197	198～220	221～
60～64	176.19±24.85	～138	139～163	164～188	189～213	214～

〈女子〉　　　（単位：cm）

年齢	平均値±標準偏差	低い	やや低い	普通	やや高い	高い
20～24	167.35±22.30	～133	134～156	157～178	179～200	201～
25～29	164.77±21.95	～131	132～153	154～175	176～197	198～
30～34	161.15±21.58	～128	129～150	151～171	172～193	194～
35～39	161.10±21.74	～128	129～150	151～171	172～193	194～
40～44	158.25±20.04	～128	129～148	149～168	169～188	189～
45～49	154.77±20.40	～124	125～144	145～164	165～185	186～
50～54	147.16±21.01	～115	116～136	137～157	158～178	179～
55～59	137.47±21.05	～105	106～126	127～147	148～169	170～
60～64	128.71±22.11	～95	96～117	118～139	140～161	162～

（文部科学省：平成20年度体力・運動能力調査結果．2009より著者作成）

表Ⅰ-4　腕立伏臥腕屈伸の評価基準

〈男子〉　　　（単位：回）

年齢	平均値±標準偏差	低い	やや低い	普通	やや高い	高い
20～24	30.5±12.1	～12	13～24	25～36	37～48	49～
25～29	25.3±12.3	～6	7～19	20～31	32～43	44～
30～34	21.8± 9.4	～7	8～17	18～26	27～35	36～
35～39	20.1± 8.3	～7	8～15	16～24	25～32	33～
40～44	19.7± 8.3	～7	8～15	16～23	24～32	33～
45～49	19.5± 8.3	～7	8～15	16～23	24～31	32～
50～54	18.7± 8.4	～6	7～14	15～22	23～31	32～
55～59	17.9± 9.6	～3	4～13	14～22	23～32	33～
60～64	17.2±10.5	～1	2～11	12～22	23～32	33～
65～69	16.7±10.1	～1	2～11	12～21	22～31	32～

〈女子〉　　　（単位：回）

年齢	平均値±標準偏差	低い	やや低い	普通	やや高い	高い
20～24	6.8±6.5	−	～3	4～10	11～16	17～
25～29	6.2±7.4	−	～2	3～9	10～17	18～
30～34	5.9±5.8	−	～2	3～8	9～14	15～
35～39	5.6±5.8	−	～2	3～8	9～14	15～
40～44	5.5±8.6	−	～1	2～9	10～18	19～
45～49	5.3±7.3	−	～1	2～8	9～16	17～
50～54	5.2±6.5	−	～1	2～8	9～15	15～
55～59	5.0±8.5	−	0	1～9	10～17	18～
60～64	4.8±7.2	−	～1	2～8	9～15	16～
65～69	4.7±6.7	−	～1	2～8	9～14	15～

（首都大学東京体力標準値研究会（編著）：新・日本人の体力標準値Ⅱ．不昧堂出版, pp.215-217, 2007より著者作成）

表I-5 上体起こし（新体力テスト）の評価基準

〈男子〉 (単位：回)

年齢	平均値±標準偏差	低い	やや低い	普通	やや高い	高い
20〜24	28.23±6.04	〜19	20〜25	26〜31	32〜37	38〜
25〜29	26.51±5.67	〜18	19〜23	24〜29	30〜35	36〜
30〜34	25.47±5.48	〜17	18〜22	23〜28	29〜33	34〜
35〜39	24.37±5.32	〜16	17〜21	22〜27	28〜32	33〜
40〜44	23.45±5.28	〜15	16〜20	21〜26	27〜31	32〜
45〜49	22.06±5.29	〜14	15〜19	20〜24	25〜29	30〜
50〜54	20.72±5.77	〜12	13〜17	18〜23	24〜29	30〜
55〜59	18.94±5.71	〜10	11〜16	17〜21	22〜27	28〜
60〜64	16.69±5.53	〜8	9〜13	14〜19	20〜24	25〜
65〜69	13.95±5.79	〜5	6〜11	12〜16	17〜22	23〜
70〜74	11.87±6.24	〜2	3〜8	9〜14	15〜21	22〜
75〜79	10.46±6.23	〜1	2〜7	8〜13	14〜19	20〜

〈女子〉 (単位：回)

年齢	平均値±標準偏差	低い	やや低い	普通	やや高い	高い
20〜24	19.96±5.73	〜11	12〜17	18〜22	23〜28	29〜
25〜29	18.25±5.52	〜9	10〜15	16〜21	22〜26	27〜
30〜34	17.07±5.45	〜8	9〜14	15〜19	20〜25	26〜
35〜39	17.14±5.11	〜9	10〜14	15〜19	20〜24	25〜
40〜44	16.80±5.00	〜9	10〜14	15〜19	20〜24	25〜
45〜49	16.08±5.66	〜7	8〜13	14〜18	19〜24	25〜
50〜54	14.08±6.07	〜4	5〜11	12〜17	18〜23	24〜
55〜59	11.82±6.07	〜2	3〜8	9〜14	15〜20	21〜
60〜64	10.18±6.11	〜1	2〜7	8〜13	14〜19	20〜
65〜69	7.83±5.95	—	0〜4	5〜10	11〜16	17〜
70〜74	6.99±5.98	—	0〜3	4〜9	10〜15	16〜
75〜79	6.12±5.70	—	0〜3	4〜8	9〜14	15〜

（文部科学省：平成20年度体力・運動能力調査結果．2009より著者作表）

く速く上体起こしを繰り返し，30秒間の反復回数を測定する．なお，文部科学省の新体力テストでは，両腕は胸の前で組み，測定は1回のみとする．新体力テストの上体起こしの評価基準は表I−5に示す通りである．

d．全身持久力

全身持久力は，最大酸素摂取量（1分間に摂取できる酸素の最大値）や12分間走によって評価されることが多い．他の全身持久力の測定項目には踏台昇降運動，持久走（男子1,500 m，女子800 m），急歩などがある．最大酸素摂取量の実験室的測定では，トレッドミルや自転車エルゴメータを用いて運動を行い，運動強度が最大に達したときの酸素摂取量を測定する．しかし，このような測定は専門的な測定技術や測定機器を必要とし，また危険を伴う

表Ⅰ-6 最大酸素摂取量（体重当たり）の評価基準

〈男子〉 (単位：mℓ/kg/分)

年齢	平均値±標準偏差	低い	やや低い	普通	やや高い	高い
20〜24	47.2±5.6	〜38.7	38.8〜44.3	44.4〜50.0	50.1〜55.6	55.7〜
25〜29	43.5±5.6	〜35.0	35.1〜40.6	40.7〜46.3	46.4〜51.9	52.0〜
30〜34	40.4±5.3	〜32.4	32.5〜37.7	37.8〜43.0	43.1〜48.3	48.4〜
35〜39	38.2±5.2	〜30.3	30.4〜35.5	35.6〜40.8	40.9〜46.0	46.1〜
40〜44	36.1±5.0	〜28.5	28.6〜33.5	33.6〜38.6	38.7〜43.6	43.7〜
45〜49	34.6±5.0	〜27.0	27.1〜32.0	32.1〜37.1	37.2〜42.1	42.2〜
50〜54	33.3±5.0	〜25.7	25.8〜30.7	30.8〜35.8	35.9〜40.8	40.9〜
55〜59	32.0±5.0	〜24.4	24.5〜29.4	29.5〜34.5	34.6〜39.5	39.6〜
60〜64	30.2±5.0	〜22.6	22.7〜27.6	27.7〜32.7	32.8〜37.7	37.8〜
65〜69	28.6±5.0	〜21.0	21.1〜26.0	26.1〜31.1	31.2〜36.1	36.2〜

〈女子〉 (単位：mℓ/kg/分)

年齢	平均値±標準偏差	低い	やや低い	普通	やや高い	高い
20〜24	35.0±4.9	〜27.6	27.7〜32.5	32.6〜37.4	37.5〜42.3	42.4〜
25〜29	32.3±4.7	〜25.2	25.3〜29.9	30.0〜34.6	34.7〜39.3	39.4〜
30〜34	30.3±4.4	〜23.6	23.7〜28.0	28.1〜32.5	32.6〜36.9	37.0〜
35〜39	28.5±4.0	〜22.4	22.5〜26.4	26.5〜30.5	30.6〜34.5	34.6〜
40〜44	27.4±4.0	〜21.3	21.4〜25.3	25.4〜29.4	29.5〜33.4	33.5〜
45〜49	26.3±4.0	〜20.2	20.3〜24.2	24.3〜28.3	28.4〜32.3	32.4〜
50〜54	24.9±4.5	〜18.1	18.2〜22.6	22.7〜27.1	27.2〜31.6	31.7〜
55〜59	23.1±4.8	〜15.8	15.9〜20.6	20.7〜25.5	25.6〜30.3	30.4〜
60〜64	20.7±4.9	〜13.3	13.4〜18.2	18.3〜23.1	23.2〜28.0	28.1〜
65〜69	18.3±5.0	〜10.7	10.8〜15.7	15.8〜20.8	20.9〜25.8	25.9〜

(首都大学東京体力標準値研究会（編著）：新・日本人の体力標準値Ⅱ．不昧堂出版, pp.328-330, 2007より著者作表)

表Ⅰ-7 12分間走の評価基準

〈男子〉 (単位：m)

年齢	平均値±標準偏差	低い	やや低い	普通	やや高い	高い
20〜24	2563±328.0	〜2070	2071〜2398	2399〜2727	2728〜3055	3056〜
25〜29	2551±360.5	〜2010	2011〜2370	2371〜2731	2732〜3091	3092〜
30〜34	2520±363.5	〜1974	1975〜2338	2339〜2701	2702〜3065	3066〜
35〜39	2470±373.5	〜1909	1910〜2283	2284〜2656	2657〜3030	3031〜
40〜44	2424±370.0	〜1868	1869〜2238	2239〜2609	2610〜2979	2980〜
45〜49	2365±397.5	〜1768	1769〜2166	2167〜2563	2564〜2961	2962〜
50〜54	2325±392.5	〜1736	1737〜2128	2129〜2521	2522〜2913	2914〜
55〜59	2280±392.5	〜1691	1692〜2083	2084〜2476	2477〜2868	2869〜
60〜64	2160±350.0	〜1634	1635〜1984	1985〜2335	2336〜2685	2686〜
65〜69	1960±350.0	〜1434	1435〜1784	1785〜2135	2136〜2485	2486〜

〈女子〉 (単位：m)

年齢	平均値±標準偏差	低い	やや低い	普通	やや高い	高い
20〜24	2110±243.0	〜1745	1746〜1988	1989〜2231	2232〜2474	2475〜
25〜29	2003±258.0	〜1615	1616〜1873	1874〜2132	2133〜2390	2391〜
30〜34	1949±172.5	〜1690	1691〜1862	1863〜2035	2036〜2207	2208〜
35〜39	1870±234.5	〜1518	1519〜1752	1753〜1987	1988〜2221	2222〜
40〜44	1776±233.0	〜1426	1427〜1659	1660〜1892	1893〜2125	2126〜
45〜49	1688±207.5	〜1376	1377〜1584	1585〜1791	1792〜1999	2000〜
50〜54	1609±214.5	〜1287	1288〜1501	1502〜1716	1717〜1930	1931〜
55〜59	1533±212.0	〜1214	1215〜1426	1427〜1639	1640〜1851	1852〜
60〜64	1440±220.0	〜1109	1110〜1329	1330〜1550	1551〜1770	1771〜
65〜69	1350±220.0	〜1019	1020〜1239	1240〜1460	1461〜1680	1681〜

(首都大学東京体力標準値研究会（編著）：新・日本人の体力標準値Ⅱ．不昧堂出版, pp.355-358, 2007より著者作表)

ため，最大下の運動強度における心拍数の変化を測定して最大酸素摂取量を推定することが多い．最大酸素摂取量は体重と相関関係が高いため，体重当たりの値（mℓ/kg/分）を算出して評価が行われる．最大酸素摂取量の評価基準は表Ⅰ-6に示す通りである．

12分間走は，屋外あるいは屋内にトラックを設け，12分間に走ることのできる最大走行距離を測定する．12分間走の測定値と最大酸素摂取量とは相関関係が高い．12分間走の評価基準は表Ⅰ-7に示す通りである．

e．敏捷性

敏捷性は全身反応時間や反復横跳びの測定により評価を行うことが多い．他の敏捷性測定項目には棒反応時間，タッピング，ステッピングなどがある．

全身反応時間は台の上に立ち少し膝を曲げた状態で構え，光（または音）刺激に応じて素早く跳躍し，刺激提示から跳躍までの時間を測定する．測定には1000分の1秒（ミリ秒）単位で計測可能なタイマーや刺激提示装置など特殊な測定器具が必要である．通常，5回測定を行い平均値を測定値とする．全身反応時間（光刺激）の評価基準は表Ⅰ-8に示す通りである．

反復横跳びは，床に3本の平行線を引き，中央線をまたいで立った状態から始めの合図で右側の線を越えるか触れるまでステップし，次に中央線に戻り，さらに左側の線にステップする．この動作を20秒間なるべく素早く繰り返し反復回数を測定する．以前，線と線の間隔は12～29歳では1.2m，30歳以上では1mで実施されていたが，新体力テストでは間隔が1mに統一された．新体力テストにおける反復横跳びの評価基準は表Ⅰ-9に示す通りである．なお，新体力テストでは，2回測定を行い良い方を記録する．

f．平衡性

平衡性は閉眼片足立ちの測定により評価を行うことが多い．閉眼片足立ちは，床の上に素足で立ち，両手を腰におき，片足を床から離すと同時に両目を閉じる（図Ⅰ-9）．片足で立っていられる時間を測定する．なお，挙げた足が床についたり，目を開けたり，支持足が移動したり，手が腰から離れたなどの場合にはバランスを失ったとして測定を終了する．通常，5回測定

表I-8 全身反応時間の評価基準

〈男子〉 (単位：ミリ秒)

年齢	平均値±標準偏差	高い	やや高い	普通	やや低い	低い
20〜24	366±38.5	〜308	309〜346	347〜385	386〜423	424〜
25〜29	371±42.0	〜307	308〜349	350〜392	393〜434	435〜
30〜34	376±47.0	〜305	306〜352	353〜399	400〜446	447〜
35〜39	384±53.0	〜304	305〜357	358〜410	411〜463	464〜
40〜44	399±58.0	〜311	312〜369	370〜428	429〜486	487〜
45〜49	412±63.0	〜317	318〜380	381〜443	444〜506	507〜
50〜54	434±68.0	〜331	332〜399	400〜468	469〜536	537〜
55〜59	456±77.8	〜339	340〜417	418〜494	495〜572	573〜
60〜64	473±90.1	〜337	338〜427	428〜518	519〜608	609〜
65〜69	485±97.6	〜338	339〜436	437〜533	534〜631	632〜

〈女子〉 (単位：ミリ秒)

年齢	平均値±標準偏差	高い	やや高い	普通	やや低い	低い
20〜24	379±43.0	〜314	315〜357	358〜400	401〜443	444〜
25〜29	395±49.0	〜321	322〜370	371〜419	420〜468	469〜
30〜34	411±56.0	〜326	327〜382	383〜439	440〜495	496〜
35〜39	431±63.0	〜336	337〜399	400〜462	463〜525	526〜
40〜44	454±71.0	〜347	348〜418	419〜489	490〜560	561〜
45〜49	479±79.0	〜360	361〜439	440〜518	519〜597	598〜
50〜54	506±86.0	〜376	377〜462	463〜549	550〜635	636〜
55〜59	534±94.0	〜392	393〜486	487〜581	582〜675	676〜
60〜64	568±102.0	〜414	415〜516	517〜619	620〜721	722〜
65〜69	603±109.0	〜439	440〜548	549〜657	658〜766	767〜

(首都大学東京体力標準値研究会（編著）：新・日本人の体力標準値Ⅱ．不昧堂出版，pp.254-257, 2007より著者作表)

表I-9 反復横跳び（新体力テスト）の評価基準

〈男子〉 (単位：回)

年齢	平均値±標準偏差	低い	やや低い	普通	やや高い	高い
20〜24	52.88±7.53	〜41	42〜49	50〜56	57〜64	65〜
25〜29	51.12±6.68	〜41	42〜47	48〜54	55〜61	62〜
30〜34	49.70±6.83	〜39	40〜46	47〜53	54〜59	60〜
35〜39	48.43±6.44	〜38	39〜45	46〜51	52〜58	59〜
40〜44	47.38±6.82	〜37	38〜43	44〜50	51〜57	58〜
45〜49	45.68±7.44	〜34	35〜41	42〜49	50〜56	57〜
50〜54	44.11±6.46	〜34	35〜40	41〜47	48〜53	54〜
55〜59	40.60±7.52	〜29	30〜36	37〜44	45〜51	52〜
60〜64	37.84±6.93	〜27	28〜34	35〜41	42〜48	49〜

〈女子〉 (単位：回)

年齢	平均値±標準偏差	低い	やや低い	普通	やや高い	高い
20〜24	44.24±6.33	〜34	35〜41	42〜47	48〜53	54〜
25〜29	42.82±6.06	〜33	34〜39	40〜45	46〜51	52〜
30〜34	42.10±5.95	〜33	34〜39	40〜45	46〜51	52〜
35〜39	42.24±5.71	〜33	34〜39	40〜45	46〜50	51〜
40〜44	42.04±5.55	〜33	34〜39	40〜44	45〜50	51〜
45〜49	40.96±5.77	〜32	33〜38	39〜43	44〜49	50〜
50〜54	39.03±6.38	〜29	30〜35	36〜42	43〜48	49〜
55〜59	36.58±6.06	〜27	28〜33	34〜39	40〜45	46〜
60〜64	33.49±6.44	〜23	24〜30	31〜36	37〜43	44〜

(文部科学省：平成20年度体力・運動能力調査結果. 2009より著者作表)

を行い平均値を測定値とする．閉眼片足立ちの評価基準は表Ⅰ-10に示す通りである．

g．協応性（巧緻性）

協応性は体力の構成要素として重要であるが，一般的な共通測定項目は少なく，測定対象や測定目的によって測定項目が異なる．幼児の場合には，ボールを投げるという運動課題が複雑な協応運動を伴うことからボール投げを全身の協応性のテストとして採用することがある．スポーツテストではジグザグドリブルが用いら

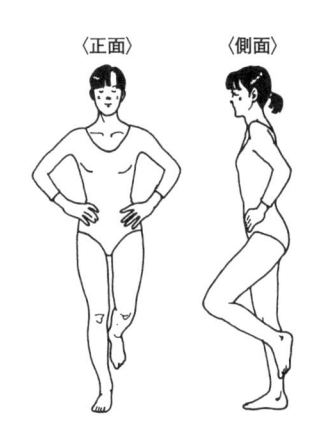

図Ⅰ-9　閉眼片足立ちテスト
（池上，運動処方の実際，大修館書店，p.118, 1993）

表Ⅰ-10　閉眼片足立ちの評価基準

〈男子〉　　　　　　　　　　　　　　　　　　　　　　　　　　　　　　（単位：秒）

年齢	平均値±標準偏差	低い	普通	高い
20～24	90.0±90.1	～44	45～135	136～
25～29	88.7±90.2	～43	44～133	134～
30～34	72.7±67.3	～39	40～106	107～
35～39	58.1±55.9	～30	31～86	87～
40～44	50.9±50.1	～25	26～75	76～
45～49	44.9±40.6	～24	25～65	66～
50～54	36.5±37.0	～17	18～55	56～
55～59	29.0±32.6	～12	13～45	46～
60～64	22.5±19.8	～12	13～32	33～
65～69	13.2±13.5	～6	7～19	20～

〈女子〉　　　　　　　　　　　　　　　　　　　　　　　　　　　　　　（単位：秒）

年齢	平均値±標準偏差	低い	普通	高い
20～24	86.1±82.2	～44	45～127	128～
25～29	95.7±85.5	～52	53～138	139～
30～34	78.8±70.0	～43	44～113	114～
35～39	63.1±73.0	～26	27～99	100～
40～44	54.3±66.3	～21	22～87	88～
45～49	43.2±43.3	～21	22～64	65～
50～54	34.5±48.3	～10	11～58	59～
55～59	30.8±20.8	～20	21～41	42～
60～64	14.9±16.3	～6	7～23	24～
65～69	11.6±12.6	～5	6～17	18～

（首都大学東京体力標準値研究会（編著）：新・日本人の体力標準値Ⅱ．不昧堂出版，pp.282-285, 2007 より著者作表）

れていた．また，指先の協応性のテストにはペグやピンを決められた場所に移動させるまでの時間や一定時間内に移動できる本数を測定するペグテストやピンテストなどがある．

h．柔軟性

柔軟性の測定は距離法または角度法で行われる．後者は妥当性が高いが，簡便性の点で劣る．一般的には測定器具の問題や測定の簡便性から距離法が広く利用されている．代表的な測定項目として，長座体前屈，伏臥上体反らし，立位体前屈などがある．安全性の点から高齢者を対象とする場合などには長座体前屈による測定法が利用される．文部科学省の新体力テストでも長座体前屈が採用されている（図Ⅰ－22参照）．長座体前屈の評価基準は表Ⅰ－11に示す通りである．立位体前屈は体前屈計を用いて測定を行う．台の

表Ⅰ－11　長座体前屈（新体力テスト）の評価基準

〈男子〉　　　　　　　　　　　　　　　　　　　　　　　　　　　　　　　　　　　（単位：cm）

年齢	平均値±標準偏差	低い	やや低い	普通	やや高い	高い
20～24	45.70±9.92	～30	31～40	41～50	51～60	61～
25～29	43.74±10.62	～27	28～38	39～49	50～59	60～
30～34	42.81±10.18	～27	28～37	38～47	48～58	59～
35～39	42.25±10.51	～26	27～36	37～47	48～58	59～
40～44	41.20±10.17	～25	26～36	37～46	47～56	57～
45～49	40.57±10.28	～25	26～35	36～45	46～55	56～
50～54	39.81±9.84	～25	26～34	35～44	45～54	55～
55～59	38.67±10.03	～23	24～33	34～43	44～53	54～
60～64	37.90±10.15	～22	23～32	33～42	43～53	54～
65～69	37.68±10.12	～22	23～32	33～42	43～52	53～
70～74	36.03±10.81	～19	20～30	31～41	42～52	53～
75～79	34.81±10.71	～18	19～29	30～40	41～50	51～

〈女子〉　　　　　　　　　　　　　　　　　　　　　　　　　　　　　　　　　　　（単位：cm）

年齢	平均値±標準偏差	低い	やや低い	普通	やや高い	高い
20～24	45.69±9.28	～31	32～41	42～50	51～59	60～
25～29	44.39±9.29	～30	31～39	40～49	50～58	59～
30～34	43.60±9.62	～29	30～38	39～48	49～58	59～
35～39	43.50±9.08	～29	30～38	39～48	49～57	58～
40～44	43.30±9.17	～29	30～38	39～47	48～57	58～
45～49	42.92±8.48	～30	31～38	39～47	48～55	56～
50～54	42.77±8.70	～29	30～38	39～47	48～55	56～
55～59	41.78±8.99	～28	29～37	38～46	47～55	56～
60～64	41.68±9.03	～28	29～37	38～46	47～55	56～
65～69	40.67±9.28	～26	27～36	37～45	46～54	55～
70～74	39.77±9.94	～24	25～34	35～44	45～54	55～
75～79	37.93±9.46	～23	24～33	34～42	43～52	53～

（文部科学省：平成20年度体力・運動能力調査結果．2009より著者作成）

上に立ち徐々に上体を前屈し，中指の先端が到達した所から床までの距離を測定する(図Ⅰ-10)．

伏臥上体そらしは，床の上で伏臥位になり補助者が大腿後面を押さえる．徐々に上体を起こしていき最大に背屈したときの顎から床までの距離を測定する(図Ⅰ-11)．伏臥上体反らしの評価基準は表Ⅰ-12に示す通りである．

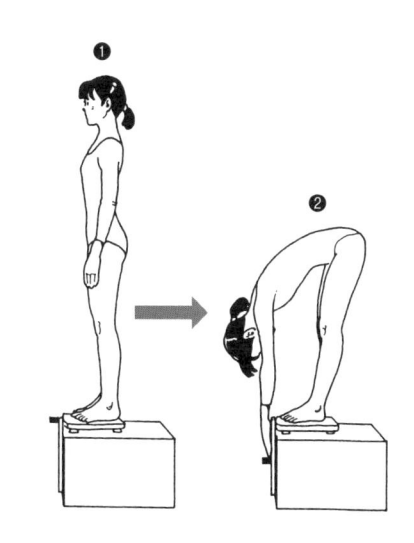

図Ⅰ-10 立位体前屈テスト
(池上，運動処方の実際，大修館書店, p.120, 1993)

表Ⅰ-12 伏臥上体反らしの評価基準

〈男子〉 (単位：cm)

年齢	平均値±標準偏差	低い	やや低い	普通	やや高い	高い
20～24	53.4±9.3	～39	40～48	49～58	59～67	68～
25～29	51.4±9.1	～37	38～46	47～55	56～65	66～
30～34	48.8±8.4	～36	37～44	45～53	54～61	62～
35～39	46.7±8.6	～33	34～42	43～51	52～59	60～
40～44	42.5±7.4	～31	32～38	39～46	47～53	54～
45～49	38.6±8.1	～26	27～34	35～42	43～50	51～
50～54	35.2±8.3	～22	23～31	32～39	40～47	48～
55～59	31.0±8.6	～18	19～26	27～35	36～43	44～
60～64	29.1±8.5	～16	17～24	25～33	34～41	42～
65～69	28.8±6.7	～18	19～25	26～32	33～38	39～

〈女子〉 (単位：cm)

年齢	平均値±標準偏差	低い	やや低い	普通	やや高い	高い
20～24	53.8±8.1	～41	42～49	50～57	58～65	66～
25～29	51.3±8.2	～38	39～47	48～55	56～63	64～
30～34	47.4±8.0	～35	36～43	44～51	52～59	60～
35～39	42.1±7.7	～30	31～38	39～45	46～53	54～
40～44	39.1±8.4	～26	27～34	35～43	44～51	52～
45～49	35.7±8.6	～22	23～31	32～40	41～48	49～
50～54	33.9±8.7	～20	21～29	30～38	39～46	47～
55～59	29.9±7.8	～18	19～25	26～33	34～41	42～
60～64	27.2±9.0	～13	14～22	23～31	32～40	41～
65～69	22.8±9.4	～8	9～18	19～27	28～36	37～

(首都大学東京体力標準値研究会(編著)：新・日本人の体力標準値Ⅱ．不昧堂出版, pp.299-304, 2007より著者作表)

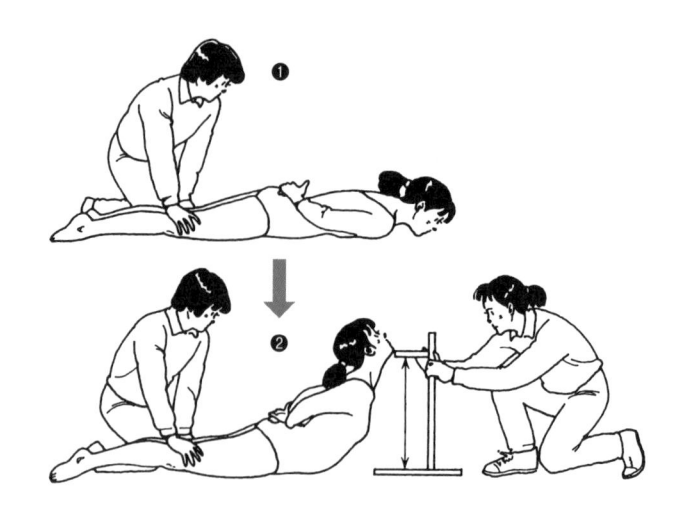

図Ⅰ-11 上体反らしテスト(池上,運動処方の実際,大修館書店, p.122, 1993)

【参考文献】
アメリカスポーツ医学会(編),日本体力医学会体力科学編集委員会(監訳):運動処方の指針(原著第5版).南江堂, 1997.
池上晴夫:運動処方の実際.大修館書店, 1993.
松浦義行:体力測定法.朝倉書店, 1986.
文部科学省:平成20年度体力・運動能力調査 調査結果統計表. http://www.mext.go.jp/, 2009.
永田 晟(編著):〔新訂〕体育の測定・評価.第一法規出版, 1996.
日本体育学会測定評価専門分科会(編著):体力の診断と評価.大修館書店, 1987.
小野三嗣:肥満のスポーツ医学.朝倉書店, 1994.
首都大学東京体力標準値研究会(編):新・日本人の体力標準値.不昧堂出版, 2007.
体育科教育研究会(編):体育学実験・演習概説.大修館書店, 1991.
体育心理学実験指導研究会(編):体育心理学実験実習概説.大修館書店, 1988.
和才嘉昭,嶋田智明:測定と評価,第2版.医歯薬出版, 1994.

I-3 体力の加齢変化と性差

　体力は加齢とともに変化する．図I-3に示した階層構造でも明らかなように，最下位領域は体格や身体機能であり，身体機能は成人に至るまで発達し，その後徐々に機能が低下する．これらの発達がその上位の体力要因の発達に影響を及ぼす．健康は身体機能と密接な関係にあり，身体機能が未発達である幼児期，あるいは低下した高齢期には健康を害しやすくなる．スキャモンの発育曲線（リンパ型，神経型，一般型，生殖型の異なる発育曲線を示したもの）で知られているように，組織や器官の発育が異なるのと同様に，体力の加齢に伴う変化も要素や年齢段階により異なる．前述のように各生理機能の発達は一定ではなく，著しく発達する時期が異なる．機能が急激に発達する時期は，適切な刺激による発達効果の高い時期でもある．刺激が与えられたとき，その効果が最もよく現れる時期を臨界期（critical period）と言い，それ以前の段階を準備期（レディネス），臨界期において最も刺激に敏感で効果の高い時期は最適期あるいは敏感期と言われる．体力の加齢に伴う変化を理解する上で，前述のことは重要である．運動に関係の深い生理機能の中では，神経機能は幼児期に発達が著しく，10歳頃にはほぼ100%近くまで発達する．一般型に属する筋機能や心肺機能は思春期に著しく発達し，多くは20歳頃に最高値に達する．以下に体力を構成する形態と機能に分けて加齢に伴う変化について解説する．

1 形態の発育

a．身長と体重

　発育研究において最も頻繁に用いられる計測項目は身長と体重であり，日常的に発育の状態や程度を知るために計測されている．身長は身体の発育状態をあらわす良い指標であり，体重は骨格，筋肉，脂肪，内臓などの発育を総合的に評価するための指標である．身長は足蹠から頭頂部までの直線距離であり，新生児などは仰臥位で計測するが，その他の年齢では立位で計測す

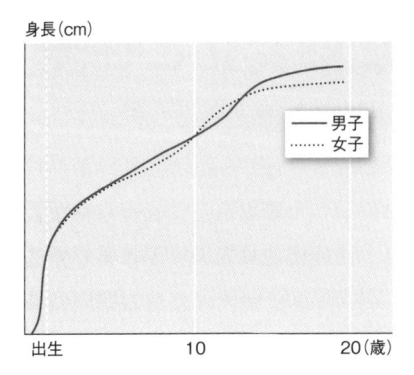

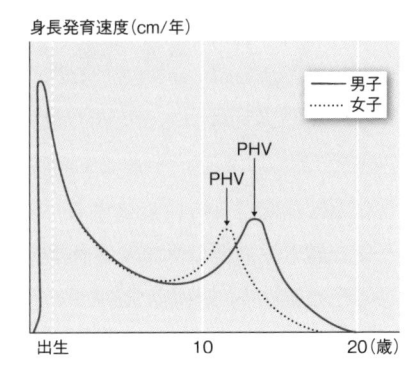

図Ⅰ-12 発育期における身長の典型的な発育変化と発達速度の変化
(高石, 樋口, 小島, からだの発達 (改訂版), p.16, 1997)

る．体重は衣服を脱いだ状態で体重計を用いて計測する必要があるが，全裸になることが困難な場合には下着などを着用して計測し，その重量を差し引く．

　身長の発育変化を観察すると，個人差は存在するが共通する典型的な変化が認められる（図Ⅰ-12）．つまり，誕生から乳児期にかけて急激な発育が進み，続いて一定した発育が観察され，小学校高学年から中学生期にかけて再び急激な発育（発育スパート）を示し，その後の最終身長に至る過程では緩やかな発育が観察される．男女ともほぼ同様な発育過程を示すが，平均して男子の方が女子よりも背が高い．但し，女子の方が早く発育スパートが始まるため，一時的に男子より身長が高くなる時期がある．男子の発育スパートが始まると間もなく男子の方が背が高くなる．思春期において身長の発育が最も盛んになる年齢をPHV（最大発育速度：peak height velocity）年齢と呼ぶ．一般にPHV年齢の発現は女子の方が男子より約2年早い．身長の発育には骨の成長が関係するが，骨の成長には，脳下垂体前葉から分泌される成長ホルモンと甲状腺から分泌される甲状腺ホルモンが深く関係する．一方，思春期には卵巣や副腎皮質から分泌される女性ホルモン（エストロジェン）が骨の発育を停止させ成長ホルモンの分泌を抑制し，骨の発育を抑えるように働く．

成人してからの身長の変化は小さいが，30歳から90歳までの間に，男性では平均2.3％，女性では2.5％減少することが示されている．

体重も身長の発育と類似する発育変化を示し成人まで増加する．幼児期や小学校低学年での体重増加の割合は小さいが，思春期に入ってから急激な増加がみられる．全体的に男子の方が体重が重い．しかし，思春期の初期では女子の方が早く発育スパートが始まるため，一時的に女子の方が体重が重くなる．成人以降の体重の変化に関しては，男性は50歳代まで増加傾向にあるが以後減少し，女性は70歳代まで増加が続き以後減少する．

b．身体組成

身体組成の研究では，体重を除脂肪量と体脂肪量の2つの成分に分けるモデル（2分画モデル）が広く用いられている．体脂肪量は食習慣や運動習慣に影響されやすく，過剰な脂肪はパフォーマンスを低下させ肥満を引き起こすため，体脂肪量（率）は身体組成の中でも注目されている．図Ⅰ-13は，身体水分量から推定された体脂肪率，体脂肪量，除脂肪量の0歳から20歳までの変化を示したものである．除脂肪量の発育パターンは身長や体重のパターンと同様で，思春期の発育スパートの中で性差があらわれ10代後半で拡大する．若年成人の除脂肪量の値には男子が19〜20歳，女子が15〜16歳で達する．10代後半の男子の除脂肪量は女子の約1.5倍に相当し，このような性差には思春期の発育スパートによる身長と筋量の性差が反映している．

体脂肪量は生後2〜3年の間に増加傾向を示すが，5〜6歳頃ではほとんど変化がみられず性差も認められない．しかし，女子では思春期を通して増加が認められる．一方，男子では13〜15歳頃までわずかに増加するが，その後の変化はほとんど認められない．除脂肪量における性差とは対照的に，10代後半において女子は男子の約1.5倍の体脂肪を有している．

体重に占める割合で表わされた体脂肪率は，男女ともに乳児期に急激な増加を示す．その後，減少傾向を示すが性差が認められ，女子の方が男子よりも体脂肪率が大きい．女子の体脂肪率は，体脂肪量と同様に思春期に徐々に増加する．一方，男子では10〜11歳頃まで増加がみられるが，その後は除脂肪量の急激な増加の影響で体脂肪率は低下し17〜18歳で最も小さくなる．

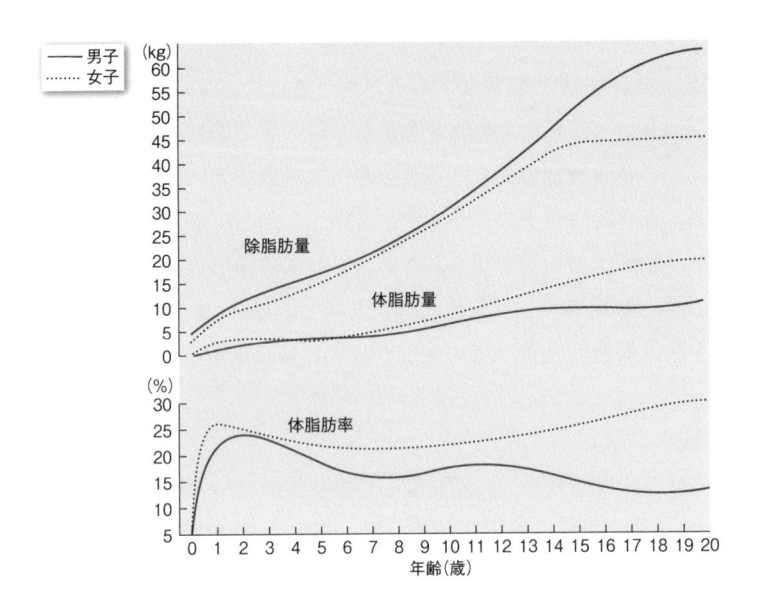

図Ⅰ-13 体脂肪率,体脂肪量,除脂肪量の加齢変化
(Malina, R. M. & Bouchard, C., 高石・小林監訳 事典 発育・成熟・運動,
大修館書店, p.88, 1995)

　除脂肪量の成人以降の変化では,20歳代から70歳代までに男性では10〜16%減少し,女性では3〜18%減少することが報告されている.男女とも50〜60歳まで増加し,男性では60歳以降および女性では70歳以降に減少する.加齢とともに体脂肪量が増加するが,皮下脂肪と体内脂肪の割合を調べると,高齢者における体内脂肪の占める割合は若年者よりも多い.

2 機能の発達

a. 乳児期

　新生児の運動は多くが反射に基づくものである.乳児期にはいくつかの反射が出現し,すでに新生児において摂食に関する反射(吸引反射など)や眼の反射(瞬き反射など)が備わっている.出生から3ヵ月までの乳児にはモロー反射や手掌把握反射などが発現する.これらの反射は原始反射であり,出生から3ヵ月間によく発現し,その後は反射が弱まる.

一方，迷路反射や立ち直り反射は姿勢反射であり，動作の発達や歩行に関連した姿勢制御において重要な役割を果たす．姿勢反射は乳児期を通して反射が強まる．乳児期の反射は神経系の発達の程度を示すものであり，特定の反射の不在や出現の遅滞は神経系の障害の有無を知る手掛かりとなる．

b．幼児期

生後2年間には，姿勢，移動，把握に関する運動が発達し，随意的な運動の発達は乳児期に始まる．幼児期前半の運動発達は，運動能力テストの実施が困難であるため，発達課題が達成されているか否かで評価される．代表的な発達尺度にはベイリー乳児発達尺度やデンバー発達検査などがある．デンバー発達検査は日本人版に標準化されている．この検査では，個人－社会，微細運動－適応，言語，粗大運動の4領域について検査する．運動発達に関連する粗大運動の検査項目と通過月齢は表Ⅰ-13に示す通りである．

運動の発達を観察すると，例えば，全体の50％が支えなしに座ることができるようになる月齢は6ヵ月であり，13ヵ月を超えると90％以上が1人で上手に立つことができるようになる．ボール操作課題では，全体の90％がボールを前方に蹴ることができるようになるのは2歳頃であり，同様に90％以上が上手投げでボールを投げられるようになるのは32ヵ月を過ぎてからである．跳ね返ったボールをつかむといった運動を90％以上ができるようになるのは6歳頃である．跳ぶ課題では，90％以上がその場でジャンプが可能になるのは30ヵ月頃であり，90％以上が片足跳びができるようになる月齢は約50ヵ月である．

幼児期後半になると最大能力発揮による体力・運動能力テストの実施が可能となる．幼児期後半の体力・運動能力を構成する要素には，筋力，瞬発力，筋持久力，全身の協応性，柔軟性，平衡性などがある（図Ⅰ-14）．

筋力は握力で評価されることが最も多い．4歳頃ではほとんど性差がみられないが，加齢とともに筋力が増加し徐々に性差があらわれ男子の方が大きな値を示すようになる．瞬発力の代表的なテストは立ち幅跳びである．瞬発力も筋力と同様に発達し徐々に性差があらわれ男子の方が大きな値を示すのが一般的である．筋持久力のテストである体支持持続時間の加齢変化では，

表 I-13 発達検査における粗大運動項目と通過月齢
(Frankenburg, W. K., 上田著, 日本版デンバー式発達スクリーニング検査, 増補版, 医歯薬出版, pp.77-78, 1983)

項目	25%	50%	75%	90%
腹臥位で頭を上げる	0.3ヵ月	0.7ヵ月	1.0ヵ月	2.5ヵ月
腹臥位で45°頭を上げる	1.3	2.1	3.0	3.8
腹臥位で90°頭を上げる	2.3	3.0	3.7	4.3
腹臥位にすると両腕で上体を支えて胸を上げる	3.3	4.0	4.7	5.3
坐位―首がすわる	2.8	3.2	3.5	3.9
寝返り	4.1	5.0	6.0	6.9
両手を引いて起き上がらせるとき,頭が遅れない	3.5	4.4	5.2	6.0
両足に体重をかける	3.8	4.9	6.1	7.1
支えなしにすわる	5.3	6.0	6.7	7.3
つかまって立っていられる	6.9	7.8	8.7	9.5
つかまって立ち上がる	7.2	8.2	9.2	10.1
自分で起き上がれる	7.6	8.6	9.6	10.5
つたい歩きする	7.9	9.0	10.1	11.0
一瞬立っていられる	9.4	10.5	11.6	12.7
1人で上手に立っていられる	10.5	11.5	12.5	13.4
拾い上げる	11.6	12.4	13.3	14.1
上手に歩く	11.7	12.5	13.4	14.2
後ずさり歩き	13.2	15.2	17.3	19.1
階段をのぼる	16.0	18.6	21.3	23.7
前方にボールをける	17.3	19.5	21.7	23.7
上手投げでボールを投げる	19.9	24.0	28.2	32.0
1秒間片足で立つ	23.9	28.3	32.7	36.8
その場でジャンプする	22.0	24.7	27.4	29.9
三輪車をこげる	26.9	31.1	35.3	39.1
幅とびをする	26.5	30.6	34.8	38.6
5秒間片足で立つ	39.8	45.6	51.4	56.7
10秒間片足で立つ	47.4	54.1	60.9	67.0
片足とびをする	37.4	41.8	46.1	50.1
つな渡り歩きをする	45.4	52.4	59.4	65.8
はね返ったボールをつかむ	49.2	56.7	64.1	70.9
つな渡り歩きで後ずさりをする	51.6	59.5	67.4	74.6

男女とも幼児期を通してパフォーマンスは向上するが性差は認められない.

　全身の協応性はしばしばボール遠投で評価される．遠投では4歳後半からすでに性差が拡大しはじめ,一貫して男子の方が女子よりも良いパフォーマンスを示す．性差が生じる原因としてボール遠投技能の習得における性差が関与していると考えられている．柔軟性は長座体前屈などで評価されるが,形態発育との関連から,一般的に幼児期における記録の変化は小さく,平均して女子の方が男子よりも成績が良い．平衡性は片足立ちによって評価される．加齢とともに平衡性のパフォーマンスは向上するが性差は認められない.

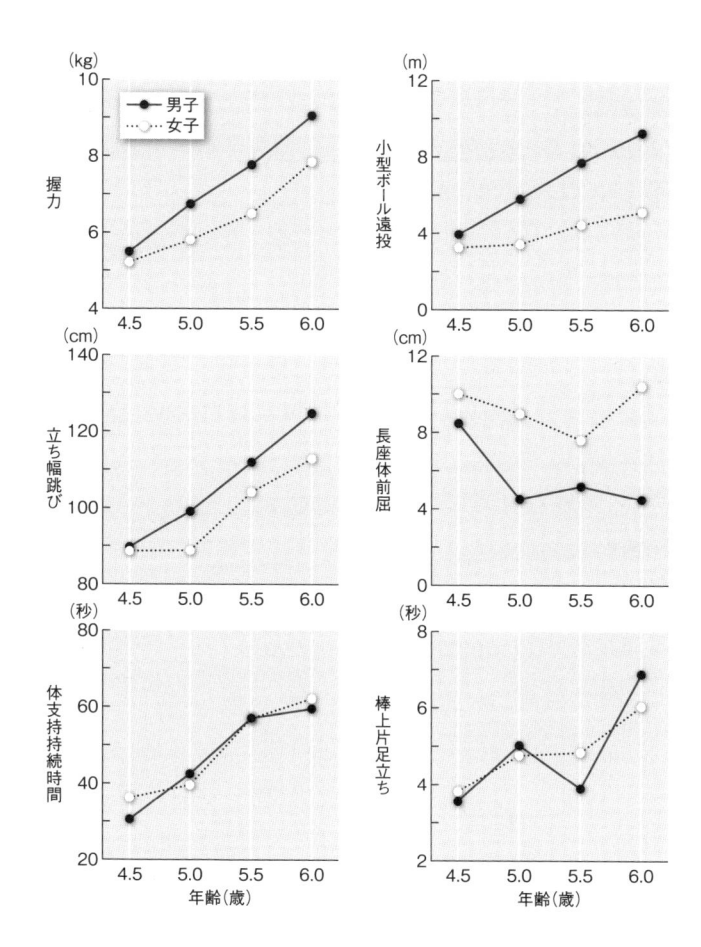

図I−14 幼児期後半における発達変化 (出村・村瀬, 学校保健研究, 32, 532-538, 1990)

c．児童期以降

　児童期から成人に至る過程での体力・運動能力を構成する各要素の発達は，筋力，瞬発力，筋持久力，柔軟性，全身持久力などの各要素において異なり，特に思春期のスパートにより性差の有無が明確化する．

　筋力（図I−15，握力）は男子では13～14歳頃まで直線的に増加するが，それ以降は思春期のスパートにより発達が加速する．女子は男子とは異なり16～17歳頃まで直線的に発達する．平均して男子が女子よりも大きな値を

示すが，男子のスパートによって性差が拡大する．筋力の発達や性差には，睾丸や副腎皮質から分泌される男性ホルモン（アンドロジェン）が深く関係し，これは強い蛋白同化作用をもっており，筋肉や骨の蛋白合成を促進する．筋力は20歳以降も増加する（特に男子）．

瞬発力（図Ⅰ-16，立ち幅跳び）は男子13歳，女子12歳頃まで直線的に発達する．その後，男子は思春期のスパートによって瞬発力がさらに向上するのに対して，女子では大きな変化は認められない．ゆえに思春期以降性差が拡大していく．

筋持久力は13～14歳頃まで直線的な発達を示した後に筋力と同様なスパートが観察される．女子も加齢とともに緩やかな発達を示すがスパートは認められない．性差は男子のスパートが開始する13歳頃から顕著になる．

体前屈（図Ⅰ-17）で評価される柔軟性は10歳頃までほとんど変化がみられないが12～13歳で最低値を示し，その後の年齢段階では向上する．全ての年齢で女子の方が優れている．柔軟性の発達パターンは思春期の下肢と体幹の発育に関連している．女子の柔軟性の向上は座高の発育スパートと関連

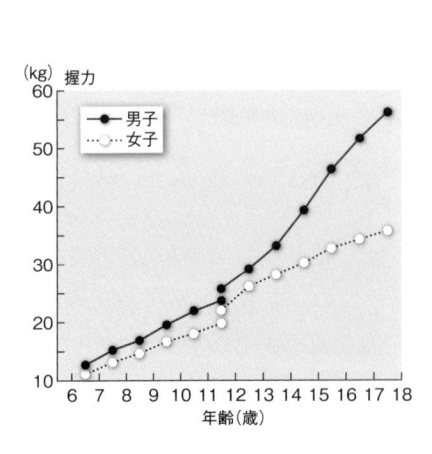

図Ⅰ-15 握力の児童期以降における発達変化
(Malina, R. M. & Bouchard, C., 高石・小林監訳，事典 発育・成熟・運動，大修館書店，p.164, 1995)

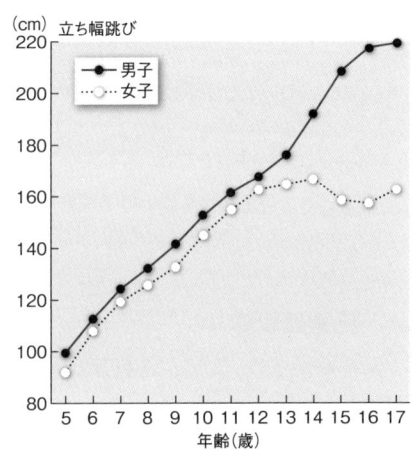

図Ⅰ-16 立ち幅跳びの児童期以降における発達変化
(Malina, R. M. & Bouchard, C., 高石・小林監訳，事典 発育・成熟・運動，大修館書店，p.166, 1995)

があり，男子の最低値が認められる時期は下肢長の発育スパートの時期と一致している．

全身持久力の指標である最大酸素摂取量の発達変化をみると男子は16歳頃まで直線的に増加する．女子では13歳まで直線的に増加し，その後の思春期においては発達変化がみられない．全ての年齢で性差が認められ男子が女子を上回っている．男子のデータでは14歳頃に発達のピークが確認されている．体重当たりの最大酸素摂取量の発達変化においては個人差が大きく減少傾向がみられる．発育期には体重が最大酸素摂取量よりも相対的に速く増加するためである．

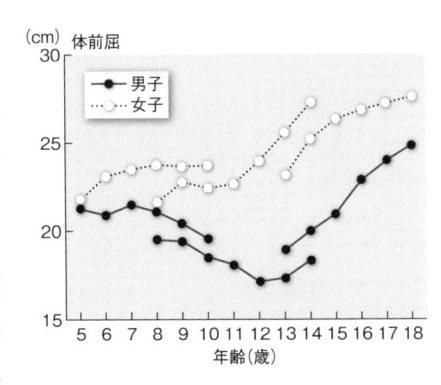

図Ⅰ-17 体前屈の児童期以降における発達変化
(Malina, R. M. & Bouchard, C., 高石・小林監訳, 事典 発育・成熟・運動, 大修館書店, p.168, 1995)

d．成人以降

体力を構成する各々の要素によって成人以降の加齢変化パターンは異なる（図Ⅰ-18）．筋力は発揮部位により加齢変化パターンが異なるが，握力に関しては成人以降に最大値が認められる．加齢による脚伸展力の低下は男女とも著しいが握力の低下率は小さい．一方，背筋力では加齢変化に性差が認められ，女性の方が男性に比べて著しく低下することが知られている．瞬発力は20歳頃に最大値を示すがそれ以後低下する．20～24歳を基準（100％）にすると60～64歳の立ち幅跳びの距離は男女とも80％を下回る．筋持久力は上体起こしや腕立伏臥腕屈伸により評価されるが，男性では20歳頃に最大値が認められるのに対して，女性では20歳以前に最大値が観察されるのが特徴的である．筋持久力は全年齢段階を通して男性の方が優れる．20～24歳を基準（100％）にすると75～79歳の上体起こしの回数は40％を下回り大幅な低下が認められる．全身持久力は最大酸素摂取量などで評価されるが，最大酸素摂取量は成人以降加齢に伴い直線的に低下することが報告されてい

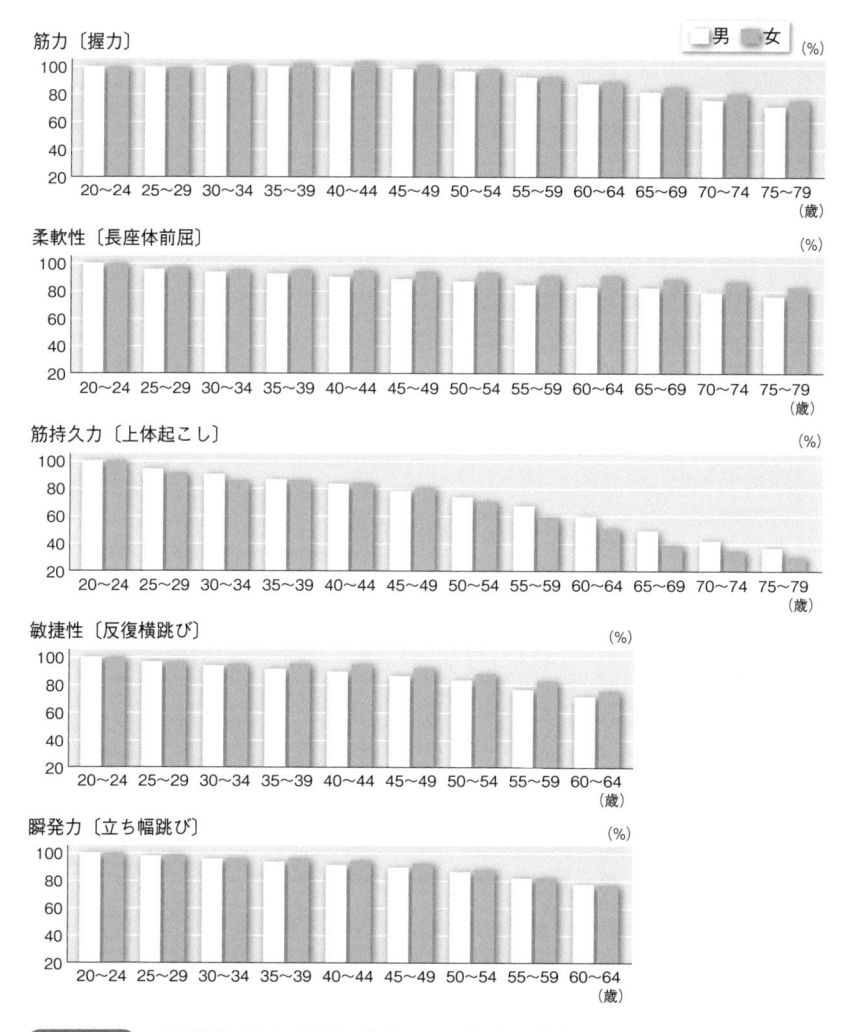

図Ⅰ-18 成人以降の体力の加齢変化（20〜24歳の値を基準に100％とした場合の相対値）
（文部科学省：平成20年度体力・運動能力調査結果．2009の横断的資料から著者作図）

る．敏捷性の測定項目である全身反応時間（光刺激）は加齢とともに遅延する傾向にあるが，男性の成績の方がよく加齢とともに性差の程度が拡大していくのが特徴である．また，同じ敏捷性の評価に利用される反復横跳びに関しては，20〜24歳を基準（100％）にすると60〜64歳の値は80％を下回り，

女性の低下率の方が小さい．平衡性の加齢変化について，立位時の重心動揺から評価すると20〜40歳代では大きな変化は認められないが，50歳を過ぎてから個人差はあるが動揺面積が大きくなることが報告されている．閉眼片足立ちに関しては，30歳代から大きな機能低下が観察され，20歳代では男性の方が優れるが30歳代以降性差が認められないという特徴がある．柔軟性は長座体前屈などで評価されるが，男女ともに20歳頃に最大値を示しそれ以後加齢に伴い低下する．20〜24歳を基準（100％）にすると長座体前屈の75〜79歳の値は80％程度で，女性の低下率の方が小さい．

【参考文献】

出村慎一，村瀬智彦：幼児期における運動能力の発達とその性差．学校保健研究, 32, 532-538, 1990.

Frankenburg, W. K.（原著），上田礼子：日本版デンバー式発達スクリーニング検査―JDDSTとJPDQ―．医歯薬出版, 1984.

Malina, R. M., Bouchard, C.（著），高石昌弘，小林寛道（監訳）：事典　発育・成熟・運動．大修館書店, 1995.

文部科学省：平成20年度体力・運動能力調査調査結果統計表．http://www.mext.go.jp/, 2009.

村瀬智彦，岡田修一：発育発達と加齢．山口泰雄（編著）：フィットネスインストラクターテキスト．建帛社, pp.163-188, 1998.

佐藤方彦（監），勝浦哲夫，佐藤陽彦，栃原　裕，横山真太郎（編）：人間工学基準数値数式便覧．技報堂出版, 1994.

鈴木隆雄：日本人のからだ―健康・身体データ集―．朝倉書店, 1996.

首都大学東京体力標準値研究会（編）：新・日本人の体力標準値．不昧堂出版, 2007.

高石昌弘，樋口　満，小島武次：からだの発達―身体発達学へのアプローチ―，改訂版．大修館書店, 1997.

東京都立大学体育学研究室：日本人の体力標準値第4版．不昧堂, 1989.

Winnick, J. P.（著），小林芳文，永松裕希，七木田敦，宮原資英（訳）：子どもの発達と運動教育．大修館書店, 1992.

I-4 新体力テスト

　全国規模で実施されていた体力・運動能力検査は，1961（昭和36）年に成立した「スポーツ振興法」に基づき1964（昭和39）年から，正しいスポーツの発展と国民の体力向上を目的として実施されるようになった．これらテストによる体力・運動能力調査の結果は毎年「体育の日」に発表されていた．

　しかし，全国的なテストの実施開始から30年以上が経過し体力・運動能力に関する考え方の変化や高齢者の増加，学校教育における授業時間の減少や測定に必要な十分なスペースを確保することが困難となり測定実施に制約が出てきたこと，さらに年齢段階によって測定項目や測定方法が異なることなどの問題から，新たな体力テストの作成あるいは測定方法の見直しの必要性が出てきた．以下に文部科学省（当時，文部省）が改訂を行い考案した新体力テストの測定項目および測定方法を紹介する．

　新体力テストは6～11歳，12～19歳，20～64歳，65～79歳という対象の年齢別に作成されている．なお，新体力テストの実施上の注意事項，記録用紙，健康状態のチェック表は付録に示す通りである．

1 6～11歳対象

　6～11歳，つまり小学校全学年の児童を対象とした新体力テストに選択されたテスト項目は次の8項目である．

- 握力
- 立ち幅とび
- 50m走
- 長座体前屈
- 上体起こし
- ソフトボール投げ
- 20mシャトルラン（往復持久走）
- 反復横とび

　握力（図Ⅰ-19），上体起こし（図Ⅰ-20），反復横とび（図Ⅰ-21）の測定方法の詳細は「Ⅰ-2　体力の測定と評価方法」において示した通りである．但し，反復横とびのラインとラインの間隔は1mである．

　以下に，長座体前屈，20mシャトルラン（往復持久走），50m走，立ち幅と

4 新体力テスト

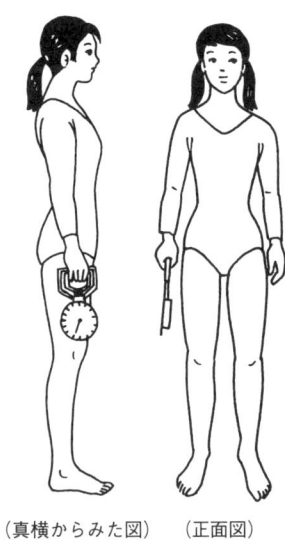

（真横からみた図）　（正面図）

図Ⅰ-19　握力テスト

両膝を抱え込み，しっかりと固定する

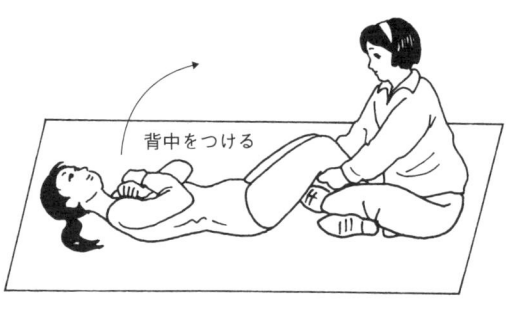

背中をつける

できるだけ素早く繰り返す

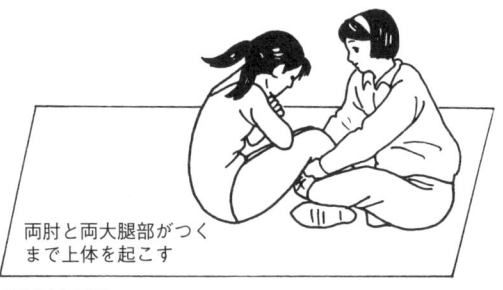

両肘と両大腿部がつくまで上体を起こす

図Ⅰ-20　上体起こしテスト

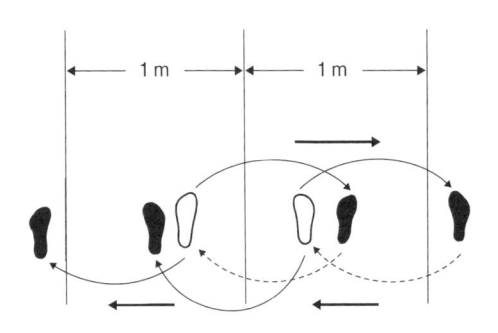

1 m　　1 m

図Ⅰ-21　反復横とびテスト

び，ソフトボール投げの測定方法を示す．なお，項目別得点表と総合評価基準表は表Ⅰ-14に示す通りである．測定の実施に当たっては，被験者の健康状態を十分に把握し，事故防止には十分に注意すべきである．テストは十分な準備運動の後に行い，テストの順序に関しては，20mシャトルラン（往復持久走）の測定を最後に実施することが望ましい．

表Ⅰ-14　6～11歳対象の新体力テストにおける評価表
(文部省体育局，新体力テスト実施要項（6歳～11歳対象），1999)

テストの得点表および総合評価
(1) 項目別得点表により，記録を採点する．
(2) 各項目の得点を合計し，総合評価をする．

項目別得点表

〈男子〉

得点	握力	上体起こし	長座体前屈	反復横とび	20mシャトルラン	50m走	立ち幅とび	ソフトボール投げ
10	26kg以上	26回以上	49cm以上	50点以上	80回以上	8.0秒以下	192cm以上	40m以上
9	23～25	23～25	43～48	46～49	69～79	8.1～8.4	180～191	35～39
8	20～22	20～22	38～42	42～45	57～68	8.5～8.8	168～179	30～34
7	17～19	18～19	34～37	38～41	45～56	8.9～9.3	156～167	24～29
6	14～16	15～17	30～33	34～37	33～44	9.4～9.9	143～155	18～23
5	11～13	12～14	27～29	30～33	23～32	10.0～10.6	130～142	13～17
4	9～10	9～11	23～26	26～29	15～22	10.7～11.4	117～129	10～12
3	7～6	6～8	19～22	22～25	10～14	11.5～12.2	105～116	7～9
2	5～6	3～5	15～18	18～21	8～9	12.3～13.0	93～104	5～6
1	4kg以下	2回以下	14cm以下	17点以下	7回以下	13.1秒以上	92cm以下	4m以下

〈女子〉

得点	握力	上体起こし	長座体前屈	反復横とび	20mシャトルラン	50m走	立ち幅とび	ソフトボール投げ
10	25kg以上	23回以上	52cm以上	47点以上	64回以上	8.3秒以下	181cm以上	25m以上
9	22～24	20～22	46～51	43～46	54～63	8.4～8.7	170～180	21～24
8	19～21	18～19	41～45	40～42	44～53	8.8～9.1	160～169	17～20
7	16～18	16～17	37～40	36～39	35～43	9.2～9.6	147～159	14～16
6	13～15	14～15	33～36	32～35	26～34	9.7～10.2	134～146	11～13
5	11～12	12～13	29～32	28～31	19～25	10.3～10.9	121～133	8～10
4	9～10	9～11	25～28	25～27	14～18	11.0～11.6	109～120	6～7
3	7～8	6～8	21～24	21～24	10～13	11.7～12.4	98～108	5
2	4～6	3～5	18～20	17～20	8～9	12.5～13.2	85～97	4
1	3kg以下	2回以下	17cm以下	16点以下	7回以下	13.3秒以上	84cm以下	3m以下

総合評価基準表

段階	6歳	7歳	8歳	9歳	10歳	11歳
A	39以上	47以上	53以上	59以上	65以上	71以上
B	33～38	41～46	46～52	52～58	58～64	63～70
C	27～32	34～40	39～45	45～51	50～57	55～62
D	22～26	27～33	32～38	38～44	42～49	46～54
E	21以下	26以下	31以下	37以下	41以下	45以下

a. 長座体前屈（図Ⅰ-22）

　両脚を両箱の間に入れ壁に背中と臀部をつけ長座姿勢になり，肩幅の広さで両手のひらを下にして，高さ25±1cmの移動可能な台（背筋を伸ばして胸を張り，両足が伸ばせる状態のもの）の手前端に手のひらの中央付近がかかるようにする（但し，足首の角度は固定しない）．この姿勢が初期姿勢となる．初期姿勢の時，ものさしなどを用いて零点を合わせる．両手を台から離さないようにして前方にゆっくりと前屈し，最大に前屈したときの台の移動距離を測定する．このとき，膝が曲がらないように注意する．台はA4判コピー用紙などの箱を2つ利用して40cm間隔で平行に置き，段ボールのような厚紙を乗せることで簡易に作成することができる．単位はcmとし，

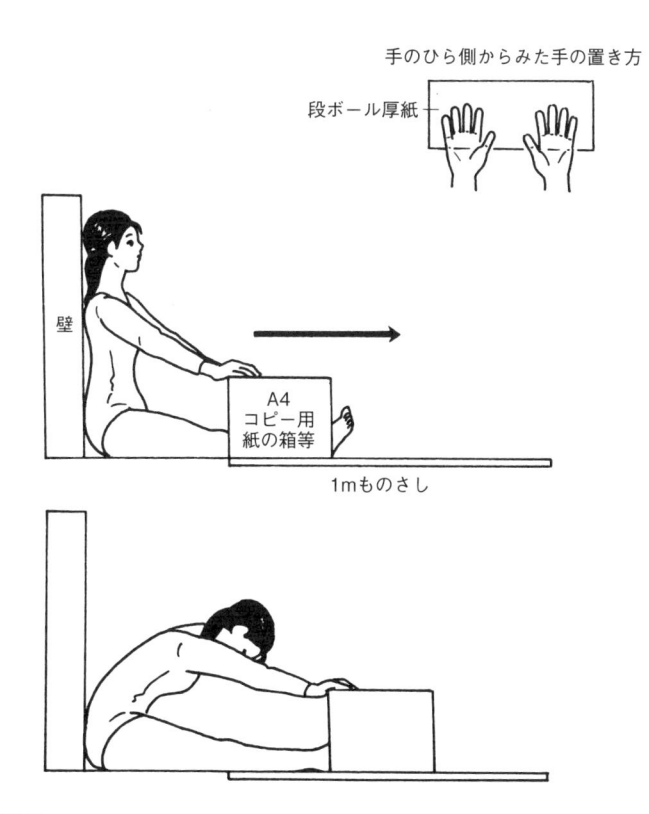

図Ⅰ-22　長座体前屈テスト

1cm未満は切り捨てる．測定は2回行い良い方を記録とする．

b．20mシャトルラン（往復持久走）

　テスト専用のCDまたはテープが必要である．準備として20m間隔の2本の平行線を床に示す，一方の線上からスタートし，一定の間隔で1音ずつ電子音が鳴るため，次の電子音が鳴るまでに20m先の線に到達するようにする（足が線を越えるか触れたら，向きを変える）．この運動を繰り返し，2回続けて線に触れることができなくなった時にテストを終了する．最後に触れることができた折り返し総回数を記録する．なお，電子音からの遅れが1回の場合，次の電子音に間に合い遅れを解消できればテストを継続することができる．記録用紙は表Ⅰ−15に示す通りである．テスト用の電子音の間隔は初めはゆっくりであるが，約1分ごとに短くなるようになっている．実施上の注意として，ランニングスピードのコントロールに十分注意することを事前に指導する．医師の治療を受けている者や実施が困難と認められる者については行わない．テスト終了後は，ゆっくりとした運動などによるクーリングダウンを行う．なお，付録に示されている最大酸素摂取量推定表（年齢別）を利用することにより，20mシャトルラン（往復持久走）の折り返し回数から最大酸素摂取量を推定することができる．

c．50m走

　スタンディングスタート（小学生以外はクラウチングスタート）によってスタートし，50m先のゴールライン上に胴（頭，肩，手，足ではなく）が到達するまでに要する時間を測定する．コースの幅は125cmである．測定は1回のみ行い，1/10秒単位で計測し1/10秒未満は切り上げる．実施上の注意として，ゴールラインより前方の5mラインまで全力で走るように指導する．

d．立ち幅とび（図Ⅰ−23）

　両足を少し開き，つま先が踏み切り線の前の端に揃うように立ち，両足同時踏み切りで前方へ跳ぶ．着地した場所のうち最も踏み切り線に近い部分と踏み切り線までの距離を踏み切り線から直角になる所で測定する．測定は2

表Ⅰ-15 20ｍシャトルラン（往復持久走）の記録用紙（文部省体育局，新体力テスト実施要項，1999）

	1	2	3	4	5	6	7			
レベル1	1	2	3	4	5	6	7			
レベル2	8	9	10	11	12	13	14	15		
レベル3	16	17	18	19	20	21	22	23		
レベル4	24	25	26	27	28	29	30	31	32	
レベル5	33	34	35	36	37	38	39	40	41	
レベル6	42	43	44	45	46	47	48	49	50	51
レベル7	52	53	54	55	56	57	58	59	60	61
レベル8	62	63	64	65	66	67	68	69	70	71	72
レベル9	73	74	75	76	77	78	79	80	81	82	83
レベル10	84	85	86	87	88	89	90	91	92	93	94
レベル11	95	96	97	98	99	100	101	102	103	104	105	106
レベル12	107	108	109	110	111	112	113	114	115	116	117	118
レベル13	119	120	121	122	123	124	125	126	127	128	129	130	131
レベル14	132	133	134	135	136	137	138	139	140	141	142	143	144
レベル15	145	146	147	148	149	150	151	152	153	154	155	156	157
レベル16	158	159	160	161	162	163	164	165	166	167	168	169	170	171
レベル17	172	173	174	175	176	177	178	179	180	181	182	183	184	185
レベル18	186	187	188	189	190	191	192	193	194	195	196	197	198	199	200
レベル19	201	202	203	204	205	206	207	208	209	210	211	212	213	214	215
レベル20	216	217	218	219	220	221	222	223	224	225	226	227	228	229	230	231
レベル21	232	233	234	235	236	237	238	239	240	241	242	243	244	245	246	247

レベル	繰り返し回数
レベル14	132

返すごとに✔点を入れる

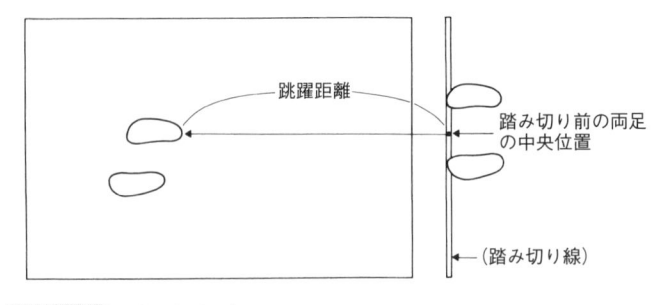

図Ⅰ−23 立ち幅とびテスト

回実施し良い方を記録する．記録はcm単位とし1cm未満は切り捨てる．実施上の注意として，踏み切りの際に二重踏み切りにならないように指導する．屋外の砂場で行う場合には十分に整地する．また，屋内でマットを利用して行う場合には着地の際にマットが移動しないようにマットをテープなどで固定する．

e．ソフトボール投げ

ソフトボール1号球（外周26.2〜27.2cm，重量136〜146g）を用いて測定を行う．直径2mの円内から中心角度30度の範囲内に遠投し，ボールの落下地点までの距離を測定する．投球後は静止してから円外に出る．測定は2回行い良い方を記録する．記録はm単位とし1m未満は切り捨てる．実施上の注意として，投球フォームは自由であるが，できるだけ「下手投げ」をしない方が良いことやステップして投げる方が良いことを指導する．

2 12〜19歳対象

12〜19歳（主に中学生，高校生）を対象にした新体力テストに選択されたテスト項目は次の9項目である．但し，持久走と20mシャトルラン（往復持久走）はどちらか一方を実施する．握力，上体起こし，長座体前屈，反復横とび（ラインの間隔1m），20mシャトルラン（往復持久走），50m走，立ち幅とびの測定方法は前述した通りである．以下に，持久走とハンドボール投げの測定方法を示す．なお，項目別得点表と総合評価基準表は表Ⅰ−16に示す通りである．

- 握力
- 長座体前屈
- 持久走
- 50m走
- ハンドボール投げ
- 上体起こし
- 反復横とび
- 20mシャトルラン（往復持久走）
- 立ち幅とび

表Ⅰ-16 12～19歳対象の新体力テストにおける評価表
（文部省体育局，新体力テスト実施要項（12歳～19歳対象），1999）

テストの得点表および総合評価
(1) 項目別得点表により，記録を採点する．
(2) 各項目の得点を合計し，総合評価をする．

項目別得点表

〈男子〉

得点	握力	上体起こし	長座体前屈	反復横とび	持久走	20mシャトルラン	50m走	立ち幅とび	ソフトボール投げ
10	56kg以上	35回以上	64cm以上	63点以上	4'59"以下	125回以上	6.6秒以下	265cm以上	37m以上
9	51～55	33～34	58～63	60～62	5'00"～5'16"	113～124	6.7～6.8	254～264	34～36
8	47～50	30～32	53～57	56～59	5'17"～5'33"	102～112	6.9～7.0	242～253	31～33
7	43～46	27～29	49～52	53～55	5'34"～5'55"	90～101	7.1～7.2	230～241	28～30
6	38～42	25～26	44～48	49～52	5'56"～6'22"	76～89	7.3～7.5	218～229	25～27
5	33～37	22～24	39～43	45～48	6'23"～6'50"	63～75	7.6～7.9	203～217	22～24
4	28～32	19～21	33～38	41～44	6'51"～7'30"	51～62	8.0～8.4	188～202	19～21
3	23～27	16～18	28～32	37～40	7'31"～8'19"	37～50	8.5～9.0	170～187	16～18
2	18～22	13～15	21～27	30～36	8'20"～9'20"	26～36	9.1～9.7	150～169	13～15
1	17kg以下	2回以下	20cm以下	29点以下	9'21"以上	25回以下	9.8秒以上	149cm以下	12m以下

〈女子〉

得点	握力	上体起こし	長座体前屈	反復横とび	持久走	20mシャトルラン	50m走	立ち幅とび	ソフトボール投げ
10	36kg以上	29回以上	63cm以上	53点以上	3'49"以下	88回以上	7.7秒以下	210cm以上	23m以上
9	33～35	26～28	58～62	50～52	3'50"～4'02"	76～87	7.8～8.0	200～209	20～22
8	30～32	23～25	54～57	48～49	4'03"～4'19"	64～75	8.1～8.3	190～199	18～19
7	28～29	20～22	50～53	45～47	4'20"～4'37"	54～63	8.4～8.6	179～189	16～17
6	25～27	18～19	45～49	42～44	4'38"～4'56"	44～53	8.7～8.9	168～178	14～15
5	23～24	15～17	40～44	39～41	4'57"～5'18"	35～43	9.0～9.3	157～167	12～13
4	20～22	13～14	35～39	36～38	5'19"～5'42"	27～34	9.4～9.8	145～156	11
3	17～19	11～12	30～34	32～35	5'43"～6'14"	21～26	9.9～10.3	132～144	10
2	14～16	8～10	23～29	27～31	6'15"～6'57"	15～20	10.4～11.2	118～131	8～9
1	13kg以下	7回以下	22cm以下	26点以下	6'58"以上	14回以下	11.3秒以上	117cm以下	7m以下

総合評価基準表

段階	12歳	13歳	14歳	15歳	16歳	17歳	18歳	19歳
A	51以上	57以上	60以上	61以上	63以上	65以上	65以上	65以上
B	41～50	47～56	51～59	52～60	53～62	54～64	54～64	54～64
C	32～40	37～46	41～50	41～51	42～52	43～53	43～53	43～53
D	22～31	27～36	31～40	31～40	31～41	31～42	31～42	31～42
E	21以下	26以下	30以下	30以下	30以下	30以下	30以下	30以下

a．持久走

　持久走の距離は男女で異なり，男子1500 m・女子1000 mである．歩走路（原則としてトラック）を利用して実施する．スタンディングスタートでスタートし，ゴールライン上に胴（頭，肩，手，足ではなく）が到達するまでに要する時間を測定する．測定は1回のみ行い，記録は秒単位とし1秒未満は切り上げる．実施上の注意として，無理なペースで走らないように事前に指導する．医師の治療を受けている者や実施が困難と認められる者については行わない．テスト終了後は，ゆっくりとした運動などによるクーリングダウンを行う．

b．ハンドボール投げ

　ハンドボール2号球（外周54〜56cm，重量325〜400g）を用いて測定を行う．直径2mの円内から中心角度30度の範囲内に遠投し，ボールの落下地点までの距離を測定する．投球後は静止してから円外に出る．測定は2回行い良い方を記録する．記録はm単位とし1m未満は切り捨てる．実施上の注意として，投球フォームは自由であるが，できるだけ「下手投げ」をしない方が良いことやステップして投げる方が良いことを指導する．

3　20〜64歳対象

　20〜64歳を対象とした新体力テストに選択されたテスト項目は次の7項目である．但し，急歩と20mシャトルラン（往復持久走）はどちらか一方を実施する．握力，上体起こし，長座体前屈，反復横とび（ラインの間隔1m），20mシャトルラン（往復持久走），立ち幅とびの測定方法は前述した通りである．以下に，急歩の測定方法を示す．なお，項目別得点表，総合評価基準表，体力年齢判定基準表は表 I－17に示す通りである．

- 握力
- 上体起こし
- 立ち幅とび
- 長座体前屈
- 反復横とび
- 急歩
- 20mシャトルラン（往復持久走）

表Ⅰ-17 20〜64歳対象の新体力テストにおける評価表
（文部省体育局，新体力テスト実施要項（20歳〜64歳対象），1999）

テストの得点表および総合評価
(1) 項目別得点表により，記録を採点する．
(2) 各項目の得点を合計し，総合評価をする．

項目別得点表

〈男子〉

得点	握力	上体起こし	長座体前屈	反復横とび	急歩	20mシャトルラン	立ち幅とび
10	62kg以上	33回以上	61cm以上	60点以上	8'47"以下	95回以上	260cm以上
9	58〜61	30〜32	56〜60	57〜59	8'48"〜9'41"	81〜94	248〜259
8	54〜57	27〜29	51〜55	53〜56	9'42"〜10'33"	67〜80	236〜247
7	50〜53	24〜26	47〜50	49〜52	10'34"〜11'23"	54〜66	223〜235
6	47〜49	21〜23	43〜46	45〜48	11'24"〜12'11"	43〜53	210〜222
5	44〜46	18〜20	38〜42	41〜44	12'12"〜12'56"	32〜42	195〜209
4	41〜43	15〜17	33〜37	36〜40	12'57"〜13'40"	24〜31	180〜194
3	37〜40	12〜14	27〜32	31〜35	13'41"〜14'29"	18〜23	162〜179
2	32〜36	9〜11	21〜26	24〜30	14'30"〜15'27"	12〜17	143〜161
1	31kg以下	8回以下	20cm以下	23点以下	15'28"以上	11回以下	142cm以下

〈女子〉

得点	握力	上体起こし	長座体前屈	反復横とび	急歩	20mシャトルラン	立ち幅とび
10	39kg以上	25回以上	60cm以上	52点以上	7'14"以下	62回以上	202cm以上
9	36〜38	23〜24	56〜59	49〜51	7'15"〜7'40"	50〜61	191〜201
8	34〜35	20〜22	52〜55	46〜48	7'41"〜8'06"	41〜49	180〜190
7	31〜33	18〜19	48〜51	43〜45	8'07"〜8'32"	32〜40	170〜179
6	29〜30	15〜17	44〜47	40〜42	8'33"〜8'59"	25〜31	158〜169
5	26〜28	12〜14	40〜43	36〜39	9'00"〜9'27"	19〜24	143〜157
4	24〜25	9〜11	36〜39	32〜35	9'28"〜9'59"	14〜18	128〜142
3	21〜23	5〜8	31〜35	27〜31	10'00"〜10'33"	10〜13	113〜127
2	19〜20	1〜4	25〜30	20〜26	10'34"〜11'37"	8〜9	98〜112
1	18kg以下	0回	24cm以下	19点以下	11'38"以上	7回以下	97cm以下

総合評価基準表

段階	20歳〜24歳	25歳〜29歳	30歳〜34歳	35歳〜39歳	40歳〜44歳	45歳〜49歳	50歳〜54歳	55歳〜59歳	60歳〜64歳
A	50以上	49以上	49以上	48以上	46以上	43以上	40以上	37以上	33以上
B	44〜49	43〜48	42〜48	41〜47	39〜45	37〜42	33〜39	30〜36	26〜32
C	37〜43	36〜42	35〜41	35〜40	33〜38	30〜36	27〜32	24〜29	20〜25
D	30〜36	29〜35	28〜34	28〜34	26〜32	23〜29	21〜26	18〜23	15〜19
E	29以下	28以下	27以下	27以下	25以下	22以下	20以下	17以下	14以下

体力年齢判定基準表

体力年齢	得点	体力年齢	得点
20歳〜24歳	46以上	50歳〜54歳	30〜32
25歳〜29歳	43〜45	55歳〜59歳	27〜29
30歳〜34歳	40〜42	60歳〜64歳	25〜26
35歳〜39歳	38〜39	65歳〜69歳	22〜24
40歳〜44歳	36〜37	70歳〜74歳	20〜21
45歳〜49歳	33〜35	75歳〜79歳	19以下

a. 急歩

急歩の距離は男女で異なり，男子1500 m・女子1000 mである．歩走路（原則としてトラック）を利用して実施する．スタートしてからゴールライン上に胴（頭，肩，手，足ではなく）が到達するまでに要する時間を測定する．「歩く」とは，いずれかの足が常に地面に着いていなければならない．測定は1回のみ行い，記録は秒単位とし1秒未満は切り上げる．実施上の注意として，無理なペースで歩かないように事前に指導する．医師の治療を受けている者や実施が困難と認められる者については行わない．テスト終了後は，ゆっくりとした運動などによるクーリングダウンを行う．

4 65〜79歳対象

65〜79歳（高齢者）を対象にした新体力テストに選択されたテスト項目は次の7項目である．握力，上体起こし，長座体前屈の測定方法は前述した通りである．以下に，開眼片足立ち，10 m障害物歩行，6分間歩行の測定方法を示す．また，ADLの調査方法を示す．ADL（activities of daily living）とは，「自立した生活」を送るための日常生活動作のことである．なお，項目別得点表と総合評価基準表は表Ⅰ-18に示す通りである．

- 握力
- 長座体前屈
- 10 m障害物歩行
- 上体起こし
- 開眼片足立ち
- 6分間歩行
- ADL

表Ⅰ-18　65〜79歳対象の新体力テストにおける評価表
(文部省体育局，新体力テスト実施要項(65歳〜79歳対象)，1999)

テストの得点表および総合評価
(1) 項目別得点表により，記録を採点する．
(2) 各項目の得点を合計し，総合評価をする．

項目別得点表

〈男子〉

得点	握力	上体起こし	長座体前屈	開眼片足立ち	10m障害物歩行	6分間歩行
10	49kg以上	21回以上	56cm以上	120秒以上	4.4秒以下	755m以上
9	45〜48	19〜20	51〜55	73〜119	4.5〜5.0	695〜754
8	42〜44	16〜18	46〜50	46〜72	5.1〜5.6	645〜694
7	39〜41	14〜15	41〜45	31〜45	5.7〜6.1	595〜644
6	36〜38	12〜13	36〜40	21〜30	6.2〜7.0	550〜594
5	32〜35	10〜11	31〜35	15〜20	7.1〜7.8	510〜549
4	29〜31	7〜9	26〜30	10〜14	7.9〜8.5	470〜509
3	25〜28	4〜6	21〜25	7〜9	8.6〜9.4	430〜469
2	22〜24	1〜3	14〜20	5〜6	9.5〜11.0	390〜429
1	21kg以下	0回	13cm以下	4秒以下	11.1秒以上	389m以下

〈女子〉

得点	握力	上体起こし	長座体前屈	開眼片足立ち	10m障害物歩行	6分間歩行
10	32kg以上	17回以上	56cm以上	120秒以上	5.0秒以下	690m以上
9	29〜31	15〜16	51〜55	67〜119	5.1〜5.8	640〜689
8	27〜28	13〜14	47〜50	40〜66	5.9〜6.5	610〜639
7	25〜26	11〜12	43〜46	26〜39	6.6〜7.2	570〜609
6	22〜24	9〜10	39〜42	18〜25	7.3〜8.0	524〜569
5	20〜21	7〜8	35〜38	12〜17	8.1〜9.0	480〜523
4	17〜19	5〜6	30〜34	8〜11	9.1〜10.4	433〜479
3	14〜16	3〜4	24〜29	5〜7	10.5〜12.6	400〜432
2	12〜13	1〜2	18〜23	4	12.7〜15.0	340〜399
1	11kg以下	0回	17cm以下	3秒以下	15.1秒以上	339m以下

総合評価基準表

段階	65歳〜69歳	70歳〜74歳	75歳以上
A	49以上	46以上	43以上
B	41〜48	38〜45	34〜42
C	33〜40	30〜37	26〜33
D	25〜32	22〜29	18〜25
E	24以下	21以下	17以下

a. 開眼片足立ち（図Ⅰ-24）

　素足で測定を行う．支持脚が決まったら両手を腰に当て，合図により片足を前方に挙げ（5cm程度），持続時間を計測する．但し，最長120秒で打ち切る．記録は秒単位として1秒未満は切り捨てる．測定は2回実施して良い方を記録する（1回目が120秒の場合には，2回目は実施しない）．テスト終了の条件は，挙げた足が支持脚や床に触れた場合，支持脚の位置がずれた場合，腰に当てた両手あるいは片手が腰から離れた場合である．測定は滑らない床で実施する．また，バランスを崩したときに素早く支えられるように注意する．

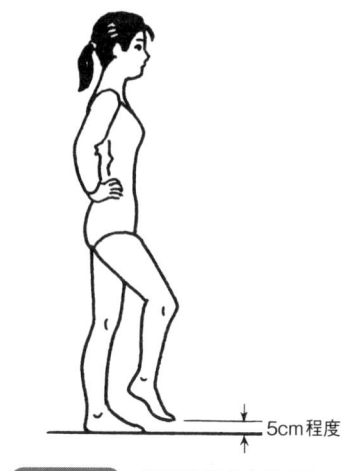

図Ⅰ-24　開眼片足立ちテスト

b. 10m障害物歩行

　高さ20cm，奥行10cm，幅30～50cmの障害物（素材は発泡スチロール）を10mの直線コースに2m間隔でスタートとゴールを含めて6個置く（図Ⅰ-25）．スタートの合図で歩き始め，6個の障害物を越えてゴールに到達するまでに要した時間を測定する．走ったり，跳び越した場合には再測定する．測定は2回行い良い方を記録する．1/10秒単位で計測し1/10秒未満は切り上げる．実施上の注意として，滑らない床で実施する．また，被験者に，障害物を歩いてまたぎ越すこと，障害物はどちらの足でまたぎ越しても良いこと，走ったり・跳び越したりしてはいけないことを指導する．1度練習を行

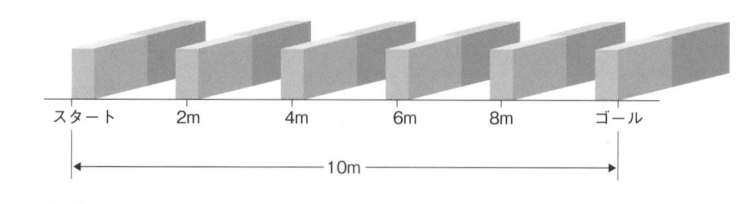

図Ⅰ-25　10m障害物歩行テスト

うことが望ましい．

c．6分間歩行

　1周50 m以上の周回路または50 m以上の折り返し直線路（白い印を10 m間隔，赤い印を5 m間隔に付けると良い）を利用して測定を行う．スタートしてから6分間で歩くことのできる歩行距離を測定する．スタートから1分ごとに経過時間を知らせる．記録は5 m単位とし5 m未満は切り捨てる．実施上の注意として，被験者の健康状態に注意して，医師の治療を受けている者，風邪気味の者，熱がある者，二日酔いの者，当日の血圧が160/95mmHg以上の者などはテストを行わない．また，ADLの問1で「5〜10分程度」と答えた者はテストを行なわない．競わないこと，走らないことを指導する．両足が一瞬でも地面から離れたら正しく歩くように注意する．

d．ADL

　「日常生活活動テスト」質問紙（**資料Ⅰ-1**）を用いて調査を行う．各設問につき，選択肢の中から該当するものを1つ選んで質問紙に回答する．集合調査が可能な場合には，測定者が設問文を読み上げ，回答させることも可能である．各設問とも1に解答の場合は1点，2は2点，3は3点として合計し，総合得点を計算する．また，ADLによるテスト実施のスクリーニングに関する判定基準（**資料Ⅰ-2**）を参照し，テスト実施の可否についての判定を記入する．

【参考文献】
文部省体育局：新体力テスト実施要項（6〜11歳対象）．1999．
文部省体育局：新体力テスト実施要項（12〜19歳対象）．1999．
文部省体育局：新体力テスト実施要項（20〜64歳対象）．1999．
文部省体育局：新体力テスト実施要項（65〜79歳対象）．1999．
日本体育学会（編）：特集／体力テストの刷新．体育の科学，47 (11)，1997．

＊各問について，該当するものを1つ選び，その番号を□の中に，該当するものが無い場合は×を記入してください．

問1　休まないで，どれくらい歩けますか。
　　　① 5～10分程度　② 20～40分程度　③ 1時間以上　　　□

問2　休まないで，どれくらい走れますか。
　　　① 走れない　② 3～5分程度　③ 10分以上　　　□

問3　どれくらいの幅の溝だったら，とび越えられますか。
　　　① できない　② 30cm程度　③ 50cm程度　　　□

問4　階段をどのようにして昇りますか。
　　　① 手すりや壁につかまらないと昇れない
　　　② ゆっくりなら，手すりや壁につかまらずに昇れる
　　　③ サッサと楽に，手すりや壁につかまらずに昇れる　　　□

問5　正座の姿勢からどのようにして，立ち上がれますか。
　　　① できない
　　　② 手を床についてなら立ち上がれる
　　　③ 手を使わずに立ち上がれる　　　□

問6　目を開けて片足で，何秒くらい立っていられますか。
　　　① できない　② 10～20秒程度　③ 30秒以上　　　□

問7　バスや電車に乗ったとき，立っていられますか。
　　　① 立っていられない
　　　② 吊革や手すりにつかまれば立っていられる
　　　③ 発車や停車の時以外は何にもつかまらずに立っていられる　　　□

問8　立ったままで，ズボンやスカートがはけますか。
　　　① 座らないとできない
　　　② 何かにつかまれば立ったままできる
　　　③ 何にもつかまらないで立ったままできる　　　□

問9　シャツの前ボタンを，掛けたり外したりできますか。
　　　① 両手でゆっくりとならできる
　　　② 両手で素早くできる
　　　③ 片手でもできる　　　□

問10　布団の上げ下ろしができますか。
　　　① できない
　　　② 毛布や軽い布団ならできる
　　　③ 重い布団でも楽にできる　　　□

問11　どれくらいの重さの荷物なら，10m運べますか。
　　　① できない　② 5kg程度　③ 10kg程度　　　□

問12　仰向けに寝た姿勢から，手を使わないで，上体だけを起こせますか。
　　　① できない　② 1～2回程度　③ 3～4回以上　　　□

　　　　　　　　　　　　　　　　　　　　　総合得点　□　判定　□

資料Ⅰ-1　ADL（日常生活活動テスト）（文部省体育局，新体力テスト実施要項（65～79歳対象）1999）

【スクリーニング項目】

問	内容	回答状況及び判定
1	休まないで，どれくらい歩けますか． ①5〜10分程度　②20〜40分程度　③1時間以上	問1．5及び6において①に回答した場合 →6分間歩行，10m障害物歩行及び開眼片足立ちテストは実施不可能 その他のテスト項目の実施についても慎重な検討を要する．
5	正座の姿勢からどのようにして，立ち上がれますか． ①できない ②手を床についてなら立ち上がれる ③手を使わずに立ち上がれる	
6	目を開けて片足で，何秒くらい立っていられますか． ①できない　②10〜20秒程度　③30秒以上	
3	どれくらいの幅の溝だったら，とび越えられますか． ①できない　②30cm程度　③50cm程度	問1．5及び6において①以外に回答し，問3，4のいずれかにおいて①に回答した場合 →6分間歩行及び10m障害物歩行テストの実施について慎重な検討を要する． 特に，6分間歩行テストの実施
4	階段をどのようにして昇りますか． ①手すりや壁につかまらないと昇れない ②ゆっくりなら，手すりや壁につかまらずに昇れる ③サッサと楽に，手すりや壁につかまらずに昇れる	
10	布団の上げ下ろしができますか． ①できない ②毛布や軽い布団ならできる ③重い布団でも楽にできる	問10及び12において①に回答した場合 →上体起こしテストは実施不可能
12	仰向けに寝た姿勢から，手を使わないで，上体だけを起こせますか． ①できない ②1〜2回程度 ③3〜4回以上	
2	休まないで，どれくらい走れますか． ①走れない　②3〜5分程度　③10分以上	問2及び11において③と回答した場合 →特別な障害がない限り全てのテスト項目について実施可能
11	どれくらいの重さの荷物なら，10m運べますか． ①できない　②5kg程度　③10kg程度	

【総合得点によるテスト実施のスクリーニング】＊全設問に回答（無回答なし）の場合に利用
各設問とも，①に回答の場合は1点，②は2点，③は3点として合計し，総合得点とする．

総合得点	回答状況	判定	判定に関する条件
12点以下	全ての設問において①に回答	×	6分間歩行，上体起こし，開眼片足立ち及び10m障害物歩行テストは実施不可能
24点未満	設問によっては回答②あるいは，回答③も含まれる	△	6分間歩行，上体起こし及び10m障害物歩行テストの実施について慎重な検討を要する． 特に，問1，5及び6の回答に注意する． 被測定者の状態により，それ以外のテスト項目の実施についても慎重な検討を要する．
24点以上	ほぼ全ての設問において回答②以上に回答する． 設問によっては回答①あるいは回答③も含まれる．	○	特別な障害がない限り全てのテスト項目について実施可能 ただし，問1，3，4，5，6において回答①が含まれる場合，実施可能テスト項目について慎重な検討を要する．

資料Ⅰ-2　ADLによるテスト実施のスクリーニングに関する判定基準
（文部省体育局，新体力テスト実施要項（65〜79歳対象），1999）

II

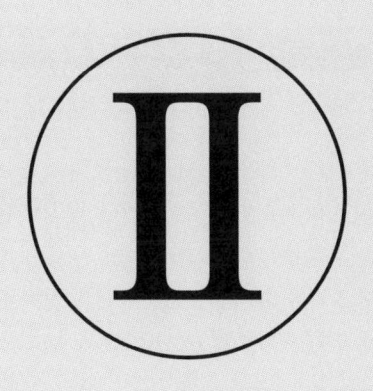

運動科学

　序章に示されているように，体育・スポーツ科学を構成する学問領域は人文社会科学系領域から自然科学系領域まで多岐にわたっている．第II部では，これらの領域のうち，運動科学として関連のある運動生理学，バイオメカニクス，運動栄養学，トレーニング論の基礎理論について解説する．

II-1 運動生理学の基礎

運動を行うことにより様々な生理的変化が生体内で起こる．このような変化がどのようなメカニズムで起こるのか，また生体にはどのような器官あるいは機能が備わっているのかを理解することは重要である．筋，神経，呼吸循環系に関係する運動生理学の基礎理論について以下に概説する．

1 筋収縮のエネルギー

骨格筋の収縮は，筋細胞中に貯蔵されているATP（アデノシン三リン酸）がADP（アデノシン二リン酸）と無機リン酸に分解されるときに発生するエネルギーを利用して行われる．運動を持続するためにはATPを再合成する必要があり，以下のような筋収縮エネルギーの供給機構がある（図II-1）．

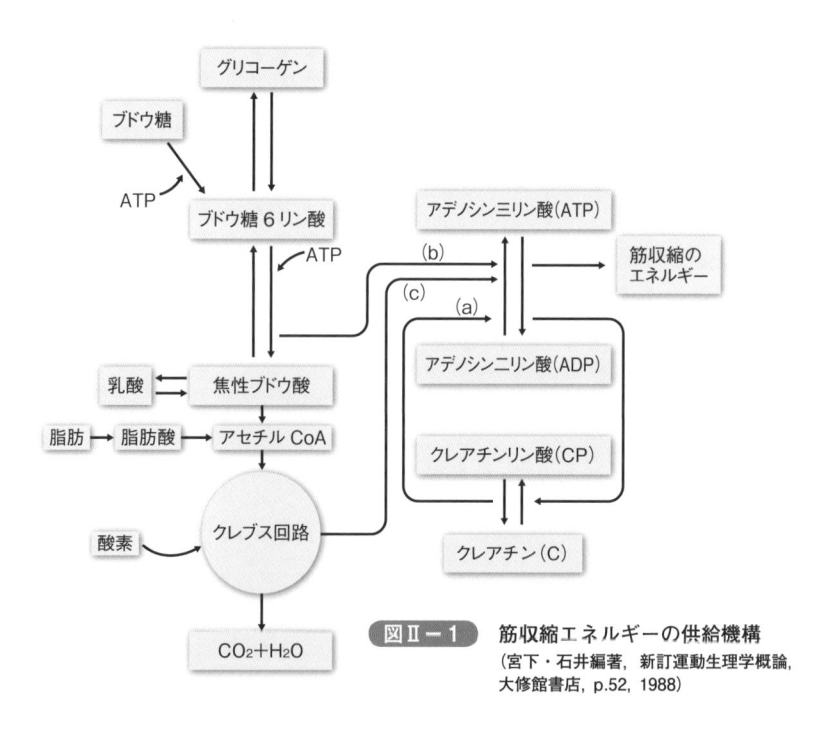

図II-1 筋収縮エネルギーの供給機構
(宮下・石井編著，新訂運動生理学概論，大修館書店，p.52, 1988)

a．ATP-CP（クレアチンリン酸）系（図中(a)）

ATP-CP系では，CPが分解するときに発生するエネルギーを利用してADPからATPを再合成する．素早くエネルギーを供給することは可能であるが，ATP-CP系によるATPの再合成には限りがあり持続時間は10秒以内である．

b．無酸素解糖系（図中(b)）

無酸素解糖系では，グリコーゲンが分解して乳酸を生じる過程で発生するエネルギーを利用してATPを再合成する．酸素の無い状態でエネルギーを得ることができるが，乳酸（疲労物質）が体内に蓄積すると筋収縮を行えなくなるため，無酸素解糖系による反応は1〜2分程度しか持続できない．

ATP-CP系と無酸素解糖系は，酸素の供給がなくても行われるため無酸素過程と呼ばれ，これらの過程を経て生ずるエネルギーを無酸素エネルギーと呼ぶ．

c．有酸素解糖系（図中(c)）

有酸素解糖系では，解糖によって生じた乳酸を酸素が十分に供給される状態において二酸化炭素と水に分解し多量のATPを生成する．このエネルギーを有酸素エネルギーと呼ぶ．発生した二酸化炭素は肺から体外に排出され，水は細胞で再利用されるか汗や尿として排泄されるので，有害物質が体内に蓄積されることはない．そのため，酸素が十分に供給されれば筋収縮に必要なエネルギーが供給され，長時間の運動を行うことが可能である．

持久性の運動の場合には，必要なエネルギーの大部分が有酸素系によって供給される．運動の持続には酸素が必要であり，運動強度が極めて低い場合にはほぼ100％のエネルギーが有酸素的に得られる．図Ⅱ−2は最大下運動時前後の酸素摂取状況の例を示している．運動時には，安静時の酸素摂取（図のa_1の水準）に加えて運動のための酸素摂取が必要である（図のa_2の水準）．運動開始（T_1）と同時にエネルギーが必要となるが，酸素運搬系は瞬時には安静時の需要しか満たせないため無酸素系でエネルギーを調達せざるを得ない．しかし，酸素運搬系も速やかに適応を開始し，急速にa_2の水準に向か

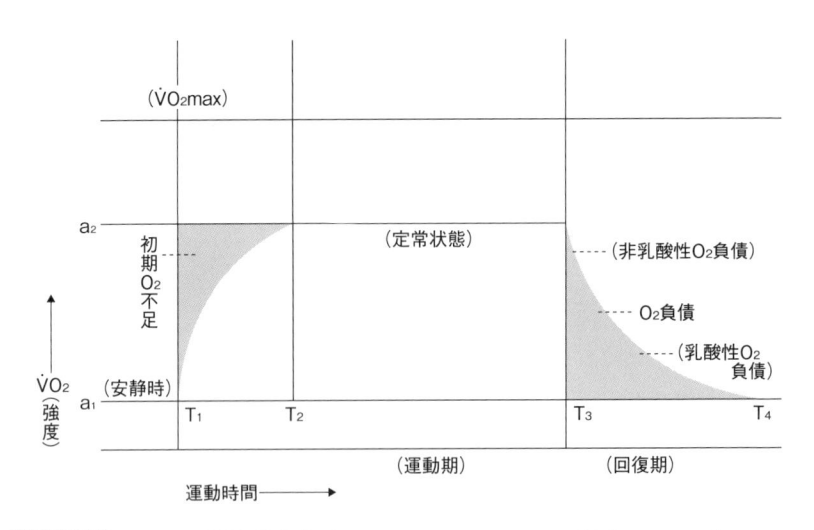

図Ⅱ-2 最大下運動と酸素（O_2）（朝比奈，運動とからだ，大修館書店，p.77, 1983）

い酸素摂取を増やしていく．一定時間後（T_2）に，必要量の酸素供給が可能になると酸素の収支バランスがとれて定常状態に入り，運動が継続される．T_1からT_2の斜線部分は無酸素的に供給されたエネルギーである．運動強度が強いほど，a_2の水準も高くなり，そこに達する時間も長くなる．つまり，無酸素エネルギー供給も大きくなる．斜線部分は酸素が間に合わずやむなく無酸素的にまかなったエネルギーであり，酸素が不足した部分である．しかし，これは回復期（T_3〜T_4）に酸素負債として返済される．具体的には，ATP，CPの消耗分の補充（非乳酸性酸素負債）と，蓄積した乳酸の処理（乳酸性酸素負債）に酸素が使われる．前者の方が回復期の早い段階で処理され，全体の酸素負債は初期の酸素不足より多くなる．

無酸素エネルギーと有酸素エネルギーの特徴の比較は**表Ⅱ-1**に示す通りである．無酸素エネルギーは酸素が供給されない状態で素早く対応することができるが，短時間しか持続できないという特徴がある．一方，有酸素エネルギーは直ちに対応することはできないが，酸素が十分に供給されれば長時間エネルギーを供給できるという特徴がある．代謝産物はそれぞれ異なる．

表Ⅱ-1　有酸素エネルギーと無酸素エネルギーの特徴の比較
(池上, [新版] 運動処方, 朝倉書店, p.92, 1996)

	有酸素エネルギー	無酸素エネルギー
産生の速さ	遅効的であり，十分に産生されるようになるのに数分間が必要である	即効的であり，突発的な運動にも応ずることができる
酸素の必要性	必要	不要
持続性	長時間持続する	短時間しか続かない
エネルギー源	グリコーゲン，乳酸，脂肪	ATP，クレアチンリン酸，グリコーゲン
代謝産物	CO_2, H_2O	ADP，乳酸

2 筋の分類，形状，構造

a．筋の分類

　筋は，その形態により横紋筋と平滑筋に分類され，筋線維を顕微鏡で観察すると横紋筋には規則正しい横縞模様がみられるが，平滑筋には横縞模様は観察されない．横紋筋には骨格筋と心筋があり，平滑筋には内臓筋や血管筋などが含まれる．また，筋は支配する神経によって自分の意志に基づき動かすことのできる随意筋と意志に関係なく動く不随意筋に分類される．形態による分類と神経支配による分類を要約したのが表Ⅱ-2である．

表Ⅱ-2　筋の分類 (宮下・石井編著, 新訂運動生理学概論, 大修館書店, p.46, 1988)

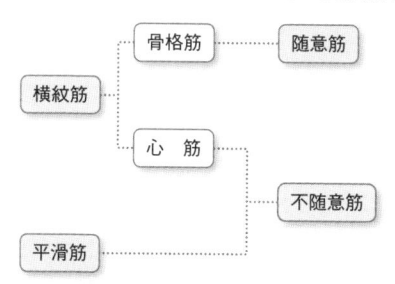

```
              ┌─ 骨格筋 ──── 随意筋
     横紋筋 ──┤
              └─ 心　筋 ──┐
                           ├─ 不随意筋
     平滑筋 ───────────────┘
```

b．筋の形状

　外観上，筋は固有の形状をしており，紡錘状，羽状，板状，帯状，輪状などに分類される（図Ⅱ-3）．筋頭が2分，3分している場合には，それぞれ二頭筋，三頭筋と呼ばれ，代表的なものとして上腕二頭筋や上腕三頭筋がある．

紡錘筋　　　二頭筋　　　　三頭筋　　　　　　四頭筋

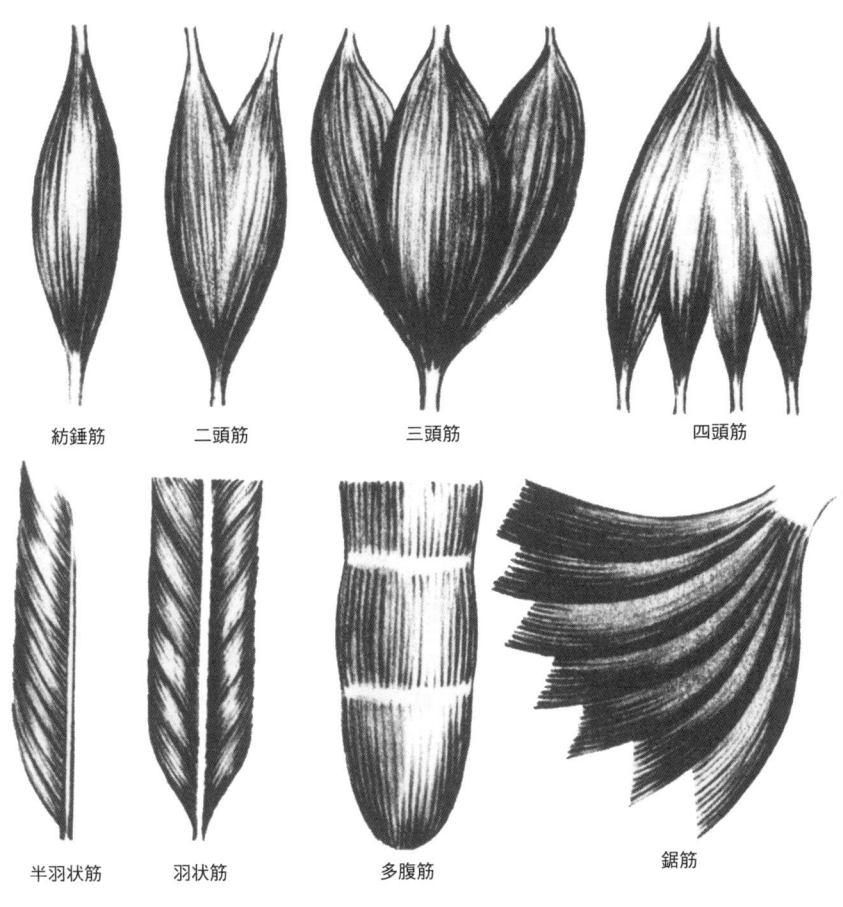

半羽状筋　　羽状筋　　　多腹筋　　　　　鋸筋

図Ⅱ-3　筋の形状による分類
(Wirhed,R.／金子・松本訳，目でみる動きの解剖学，大修館書店，p.14, 1997)

c．筋の構造

　骨格筋は筋線維束からなり，筋線維束は筋線維によって構成されている．さらに筋線維は多数の筋原線維からなる（図Ⅱ-4a）．筋原線維には2種類のフィラメントが含まれており，太い方がミオシン・フィラメント，細い方がアクチン・フィラメントである（図Ⅱ-4b）．筋収縮はアクチン・フィラメントがミオシン・フィラメントの間に入り込むことで起こり，両者が重なりあう部分で筋張力が発生する．

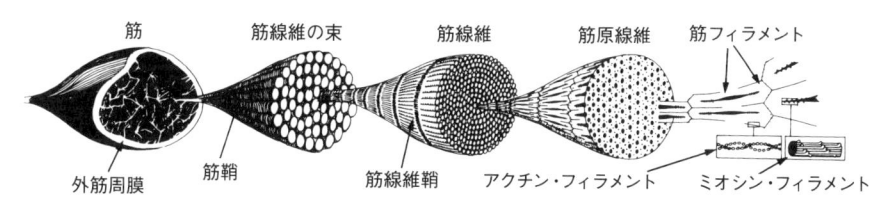

図Ⅱ-4a 骨格筋の内部構造
(Wirhed,R.／金子・松本訳, 目でみる動きの解剖学, 大修館書店, p.13, 1997)

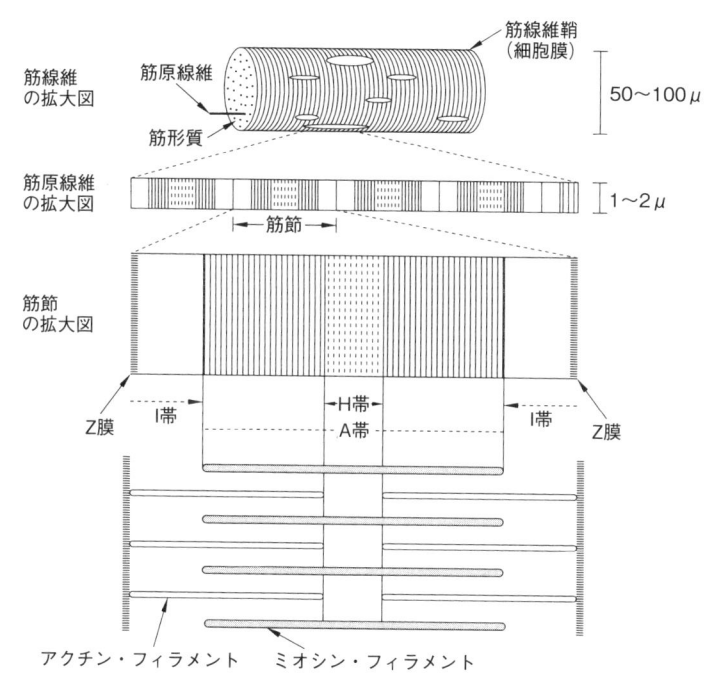

図Ⅱ-4b フィラメントの配列構造
(Huxley,H.E.／浅見編著, スポーツとパワー, 大修館書店, p.13, 1988)

3 筋線維の種類と特徴

　骨格筋は，筋の色に基づき白筋と赤筋に分類される．色の違いは筋に含まれるミオグロビンやミトコンドリアの量による．つまり，ミオグロビンやミトコンドリアを多く含むのが赤筋である．赤筋は収縮速度が遅いため遅筋と

も呼ばれ，白筋は収縮速度が速いことから速筋とも呼ばれる．

また，筋線維を単収縮の性質と代謝の違いから，SO (slow-twitch oxidative), FOG (fast-twitch oxidative-glycolytic), FG (fast-twitch glycolytic) の3種類に分類することもある．この場合，SOが遅筋，FOGとFGが速筋に分類される．筋線維タイプとその特徴は表Ⅱ－3に示す通りである．

筋線維組成（遅筋と速筋の割合）は，運動選手では競技種目と関係があり，一般にマラソンなどの持久的運動選手では遅筋線維の占める割合が大きく，陸上の100m走のような短時間に瞬発的能力を競うスプリント運動選手では速筋線維の占める割合が大きいことが報告されている．

表Ⅱ－3　筋線維タイプと特徴
（中野・竹宮編，運動とエネルギーの科学，杏林書院，p.131, 1998）

	Ⅰ (SO)	ⅡA (FOG)	ⅡB (FG)
〔神経支配の特徴〕			
運動神経細胞径	小	大	大
運動神経細胞動員閾値	低い	高い	高い
運動神経伝導速度	遅い	速い	速い
〔形態的特徴〕			
筋線維径	小	大	大
ミトコンドリア密度	高い	高い	低い
ミオグロビン含有量	高い	中間	低い
毛細血管密度	高い	中間	低い
〔エネルギー基質〕			
クレアチンリン酸貯蔵量	低い	高い	高い
グリコーゲン含有量	低い	高い	高い
トリグリセライド含有量	高い	中間	低い
〔酵素の特徴〕			
解糖系酵素活性	低い	高い	高い
酸化系酵素活性	高い	高い	低い
〔機能的特徴〕			
収縮時間（単収縮）	遅い	速い	速い
弛緩時間	遅い	速い	速い
収縮力	弱い	強い	強い
易疲労性	疲労しにくい	疲労しやすい	疲労しやすい
持久的運動選手	多い	中間又は多い	少ない
スプリント運動選手	中間又は少ない	中間又は多い	多い

4 神経系の構造と機能

a．運動ニューロン

　運動ニューロンは，中心となる細胞体と細胞体のまわりにある樹状突起および軸索から構成されている．軸索の末梢は終末ボタンと呼ばれ，他のニューロンの細胞体または樹状突起に付着している（図Ⅱ－5）．この付着部分をシナプスという．その他に，終末ボタンは筋，腺，感覚器に付着している．

　ニューロンには，運動ニューロン以外に介在ニューロンや感覚ニューロンがあり，ヒトの神経系はこのようなニューロンの集合体である．ニューロンの機能は，インパルスの発生，伝導，伝達であり，1個の運動ニューロンと支配される筋細胞群とを組み合わせて運動単位あるいは神経筋単位と呼ぶ．

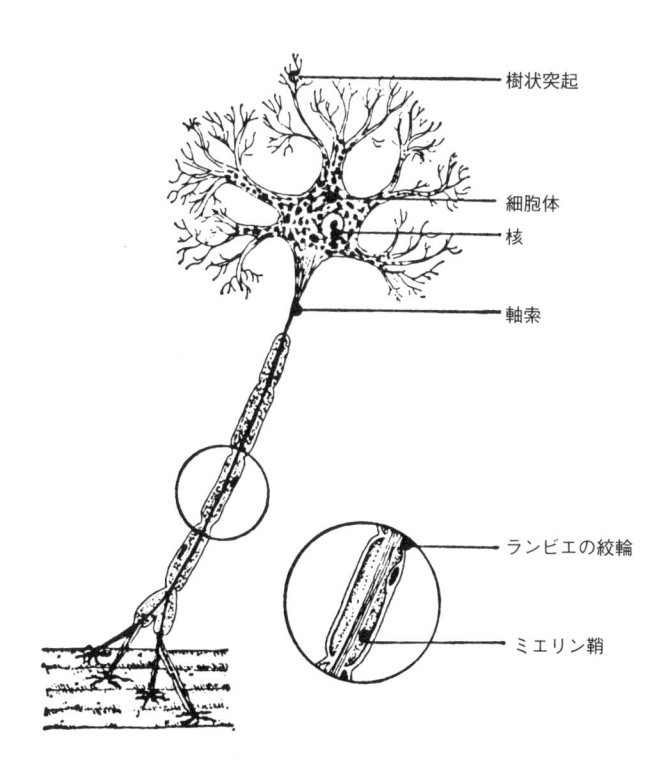

図Ⅱ－5　ニューロンの構造の模式図
（Fox,E.L.／朝比奈・渡部訳，スポーツ生理学，大修館書店，p.89, 1993）

b．中枢神経系と末梢神経系

　神経系の主要な役割は，身体の内外の環境の変化を受容し，刺激により発生した興奮を中枢に伝え，必要に応じて諸器官の反応を引き起こすことである．神経系は多数のニューロンから構成されており，中枢神経系と末梢神経系に分類される．さらに中枢神経系は脳と脊髄に分かれ，脳は大脳，間脳，小脳，脳幹からなる．末梢神経系は体性神経と自律神経に分かれ，前者は運動神経と知覚神経（感覚神経），後者は交感神経と副交感神経からなる（図Ⅱ-6）．

　末梢神経系は興奮の伝達の方向により，末梢から中枢へ伝達するものを求心性神経，中枢から末梢に伝達するものを遠心性神経として区別する．つまり，皮膚，平衡聴覚器，視覚器，嗅覚器，味覚器から中枢への情報の流れが求心性神経，中枢から筋や腺への情報の流れが遠心性神経である（図Ⅱ-7）．

　中枢神経系（図Ⅱ-8）の脳を構成する大脳の表面は大脳皮質と呼ばれ，大脳皮質の部位によって役割が決まっている．その中で，運動野（第4野；中心溝の前にある中心前回の部分）と前運動野（第6野；運動野の前方の部分，第8野；第6野のさらに前方の部分）は骨格筋の運動に関係する重要な部位である．間脳には視床と視床下部があり，視床は筋運動の調節に重要であり，視床下部は体内の環境を一定に保つように作用する．小脳は大脳の後方にあり，運動を円滑に協調して行うために重要である．脳幹は脊髄と脳をつないでおり，心臓・血管系や呼吸器系の働きを調節しており生命維持に関係している．脊髄は延髄と末梢神経を連絡しているだけではなく反射の中枢として働く．

　大脳からの神経衝撃は錐体路系と錐体外路系の2つの経路を通り筋の収縮を引き起こす（図Ⅱ-9）．錐体路系は意識的・意志的運動を受けもち，錐体外路系は反射あるいは調整的・協応的運動を受けもつ．錐体路運動神経の源は，運動野の大型ベッツ細胞であり，神経細胞から出た軸索（太い神経線維）は延髄付近で交叉し，脊髄前角 α 細胞に達する．錐体外路系は，前運動野の細胞を源とする経路である．ここから出た線維は網様体を介して脊髄を下り前角 α 細胞に達する．中脳や小脳から出る線維も脊髄を下り前角 α 細胞に達する．いずれの神経線維も最終共通経路である前角 α 細胞に達し，そこからの軸索は末梢神経として骨格筋線維に信号を送る役割を担う．

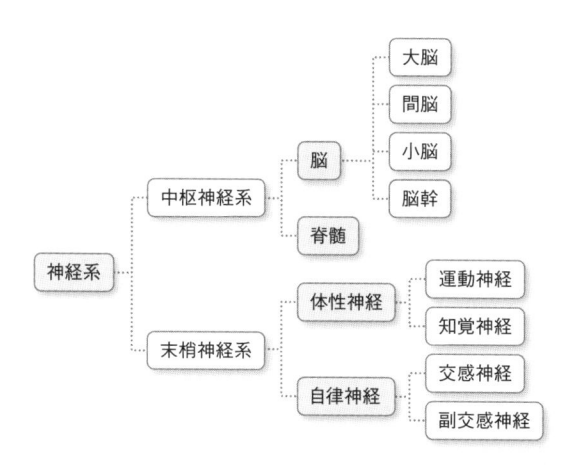

図Ⅱ-6 神経系の分類 (勝田編著, 入門運動生理学, 第3版, 杏林書院, p.22, 2008)

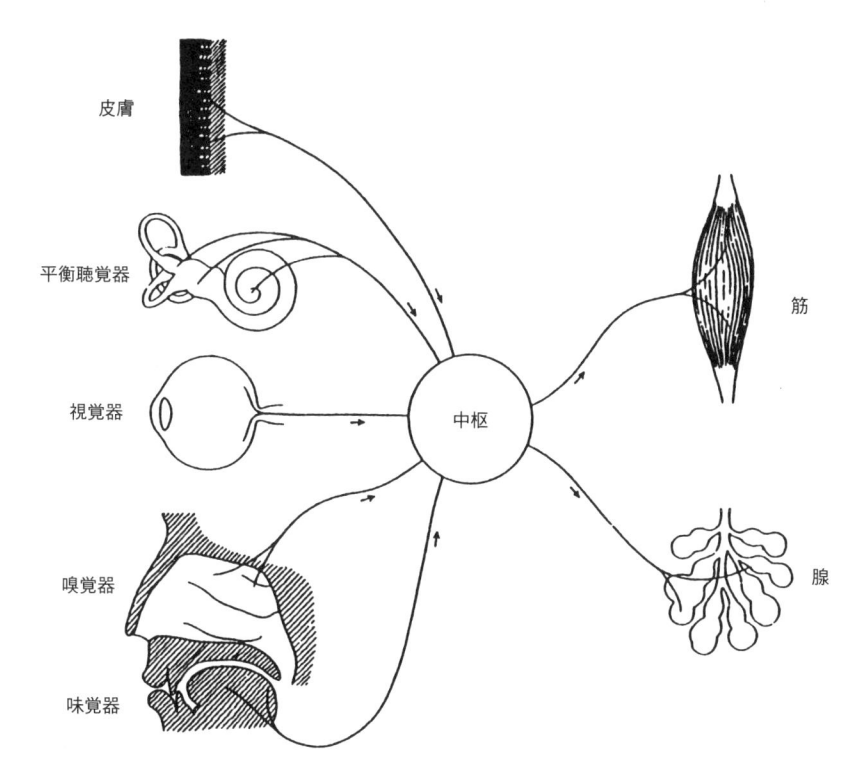

図Ⅱ-7 神経情報の流れ
(藤田, 入門人体解剖学, 改訂第3版, 南江堂, p.221, 1990)

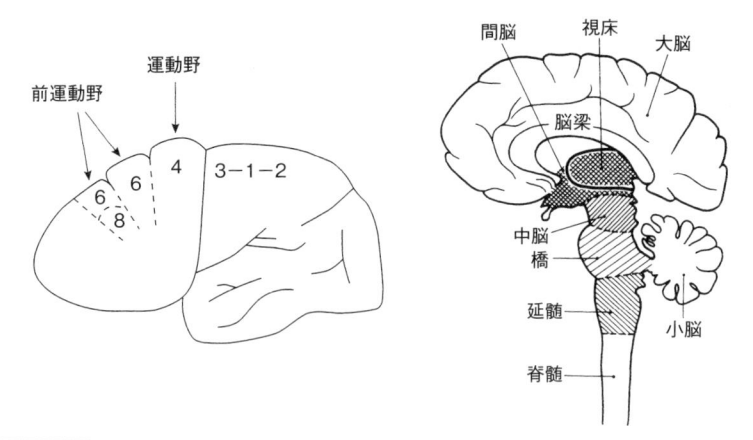

図Ⅱ-8　大脳皮質と中枢神経系
(右図：勝田編著，入門運動生理学，第3版，杏林書院，p.23, 2008／左図：中村・齋藤・長崎，基礎運動学，第6版，医歯薬出版，p.91, 2006)

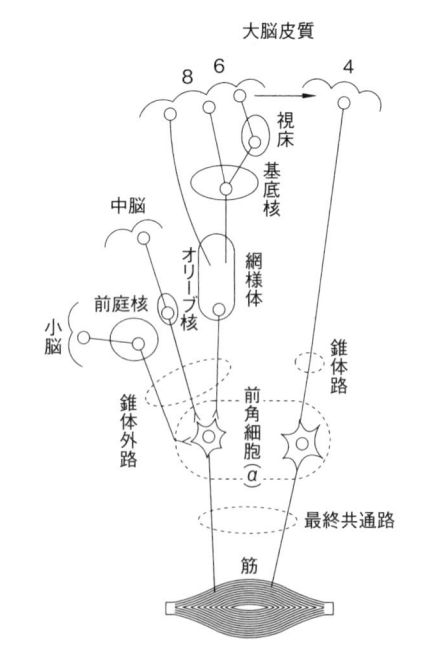

図Ⅱ-9　運動神経経路
(朝比奈，運動とからだ，大修館書店，p.109, 1983)

末梢神経系は脳・脊髄から外へ出た伝導路のことである．体性神経のうち末梢の情報を中枢に伝えるのが知覚神経であり，中枢の興奮を末梢の効果器（筋など）に伝えるのが運動神経である．自律神経は内臓を支配しているが，交感神経と副交感神経との2つの拮抗する作用により支配している．

5 肺および循環系

a．呼吸と肺換気量

呼吸運動は呼吸中枢の神経支配を受けており，呼吸運動によって肺に取り入れられる1分間当りの空気の量を肺換気量と呼んでいる．肺換気量は1回の呼吸で取り入れられる呼吸量（1回換気量）と呼吸数との積によって決まる．安静時の1回換気量は約500mℓであり，1分間の呼吸数は平均して13～15回であることから，安静時の肺換気量は約6～8ℓ／分となる．

運動により運動強度が高まると1回換気量と呼吸数が増加するため肺換気量が増加する．1回換気量は運動強度に比例して増加するが，最大酸素摂取量の70～80％の運動強度で最高値に達した後一定となることが知られている．

一般成人の1回換気量の最高値の平均は男性が2.0～2.5ℓ，女性が1.5～2.0ℓである．呼吸数の最高値には性差が認められず40～60回／分である．

b．心拍数と心拍出量

心臓の拍動数を心拍数（HR；heart rate），心臓1回の拍動で送り出される血液量を1回拍出量（SV；stroke volume）という．心拍数は通常1分間当りの値で表わされ，安静時の心拍数は60～80拍／分で，1回拍出量は70～80mℓである．つまり，1分間の心拍出量は4200～6400mℓである．心拍数は自律神経によって調節されており運動を行うことにより変化する．心拍数は運動強度に比例して直線的に増加するが，心拍出量は110～120mℓで一定となる（図Ⅱ－10）．

c．スポーツ心臓

運動選手に大きな心臓が観察されることがある．心臓の肥大は病気の場合

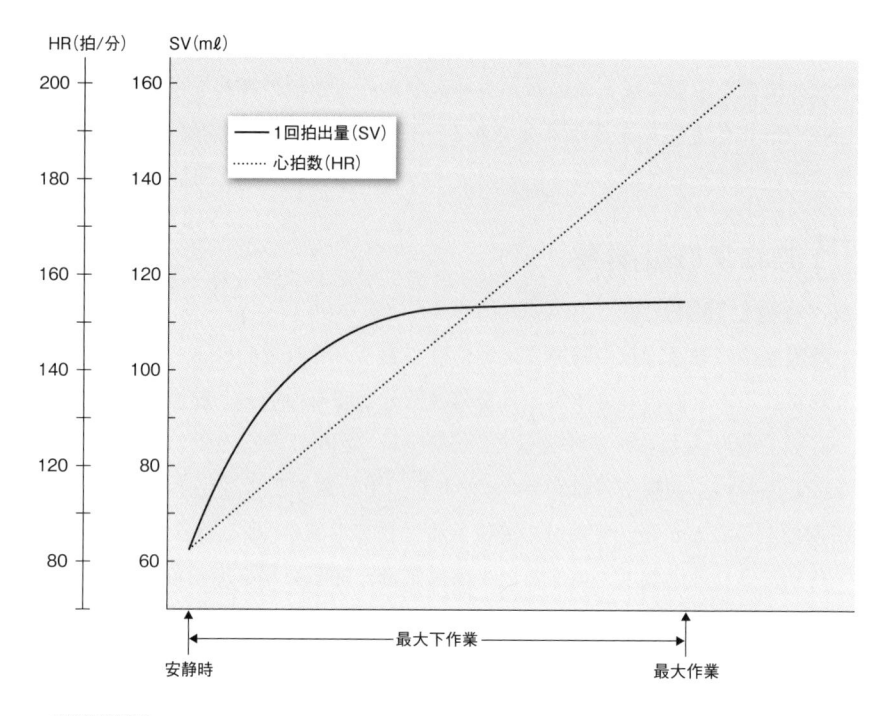

図Ⅱ−10 運動による心拍数と1回拍出量の変化
(Fox.E.L./朝比奈・渡部訳, スポーツ生理学, 大修館書店, p.174, 1993)

と激しいトレーニングによる場合の両方で起こり, 後者により肥大した心臓をスポーツ心臓と呼んでいる. 病気による心臓肥大の場合は, ポンプ機能の低下により必要な血液を供給することができないために, 心筋の拡張や肥大が起こったものである. スポーツ心臓ではポンプ機能が優れており強い運動にも耐えることができる. 病的に肥大した心臓の1回拍出量は一般に正常より小さいが, スポーツ心臓の1回拍出量は正常より大きいのが特徴である. 1回の拍出量が大きいため, トレーニングで鍛えた人は少ない心拍数で多くの血液量を送り出すことができ心臓の負担も軽い.

d．最大酸素摂取量

　1分間に体内に取り込むことができる酸素の量が酸素摂取量である．酸素摂取量は，1回拍出量，心拍数，動静脈血酸素含有量によって規定される．運動強度をさらに強くしても酸素摂取量がこれ以上多くならないときの酸素摂取量を最大酸素摂取量（$\dot{V}O_2max$；maximal oxygen uptake）と呼ぶ．最大酸素摂取量は全身持久力の指標として用いられる．最大酸素摂取量を高いレベルに保つことは特に循環器系の病気の予防につながることから，また健康度との関係の程度が比較的高いことが報告されており，健康管理のための運動プログラムに最大酸素摂取量を向上させる内容が含まれることが多い．

　酸素摂取量は前述のような要因に規定されるため，最大酸素摂取量を大きくするためには，1回拍出量を大きくし，運動中の心拍数（最大心拍数）を多くして，動脈血酸素含有量を多くするとともに静脈血酸素含有量を少なくする必要がある．最大心拍数と1回拍出量は持久力トレーニングによって増大する．動脈血酸素含有量に関係するのは肺機能であり，換気能力を高めることが重要である．喫煙は肺機能に望ましくない影響を及ぼす．静脈血酸素含有量には毛細血管の発達状態が関係する．全身持久力のレーニングを積んでいる運動選手は筋の毛細血管がよく発達しており，最大酸素摂取量が大きい．

　最大酸素摂取量は体重（特に筋量）の影響を受けるため体重当りの値が求められる．この値は一般人と運動選手間，また運動種目間で差がみられる．一般成人（非トレーニング者）の値は男性35～50mℓ/kg/分，女性30～45mℓ/kg/分である．運動選手では，スキー競技のクロスカントリー選手などの持久力を必要とする種目の運動選手が男女とも高値を示している（図Ⅱ-11）．

e．無酸素性作業閾値

　運動強度が低い場合は，疲労物質である乳酸は血液中から除去されるが，強度が高くなるに従い，乳酸が血液中に拡散される．無酸素性作業閾値（AT；anaerobic threshold）とは，最大下運動における無酸素性代謝の開始を示す運動強度である．特に乳酸を測定した場合には，同様な指標として乳酸性作業閾値（LT；lactate threshold）やOBLA（onset of blood lactate

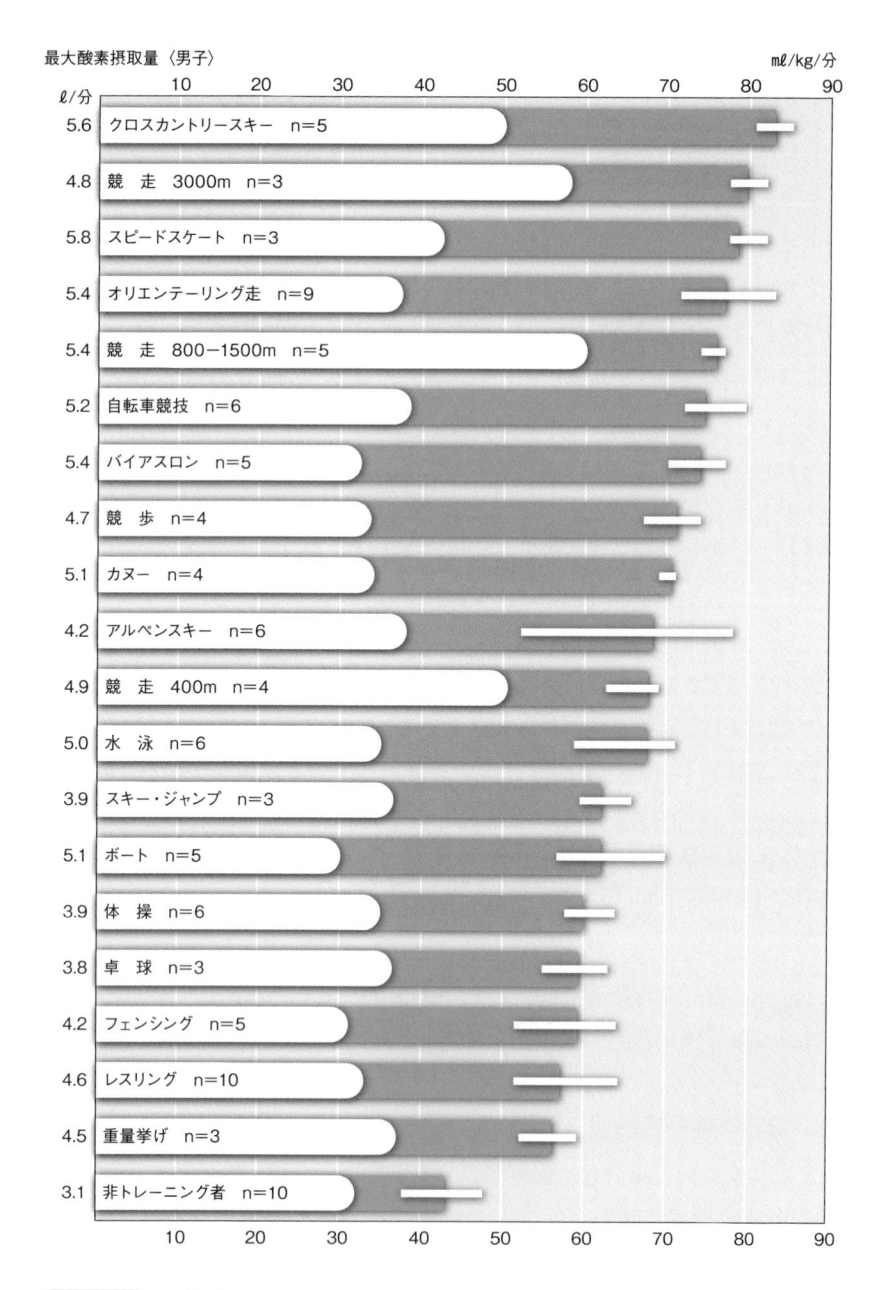

図Ⅱ-11 一般成人と運動選手の最大酸素摂取量
(Åstrand,P.O., Rodahl,K.／朝比奈監訳, オストランド運動生理学, 大修館書店, pp.294-295, 1985)

ℓ/分	種目
5.6	クロスカントリースキー n=5
4.8	競走 3000m n=3
5.8	スピードスケート n=3
5.4	オリエンテーリング走 n=9
5.4	競走 800-1500m n=5
5.2	自転車競技 n=6
5.4	バイアスロン n=5
4.7	競歩 n=4
5.1	カヌー n=4
4.2	アルペンスキー n=6
4.9	競走 400m n=4
5.0	水泳 n=6
3.9	スキー・ジャンプ n=3
5.1	ボート n=5
3.9	体操 n=6
3.8	卓球 n=3
4.2	フェンシング n=5
4.6	レスリング n=10
4.5	重量挙げ n=3
3.1	非トレーニング者 n=10

最大酸素摂取量〈女子〉　　　　　　　　　　　　　　　ml/kg/分

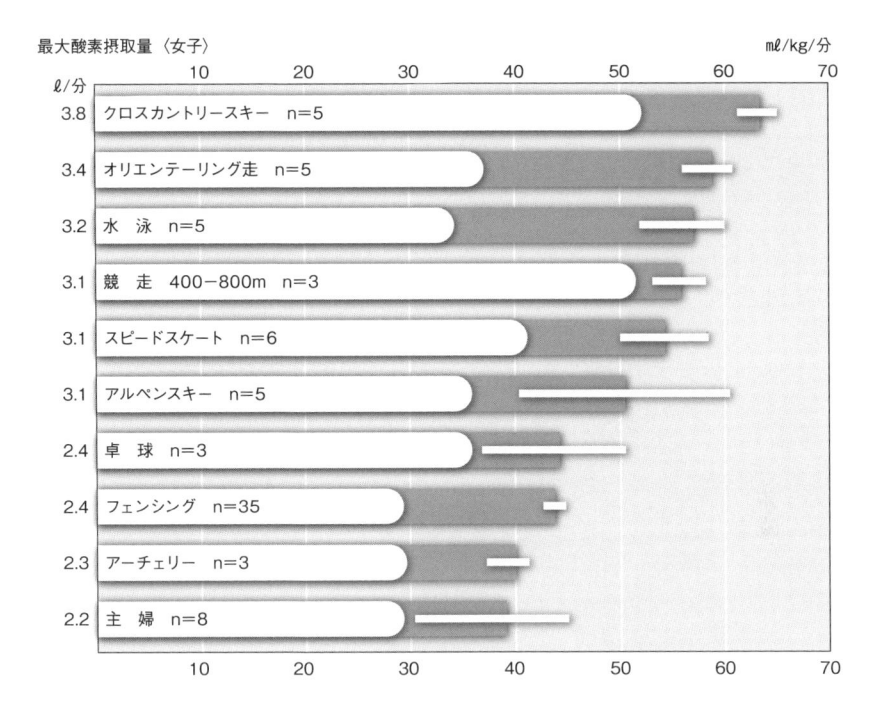

ℓ/分	種目	
3.8	クロスカントリースキー n=5	
3.4	オリエンテーリング走 n=5	
3.2	水 泳 n=5	
3.1	競 走 400-800m n=3	
3.1	スピードスケート n=6	
3.1	アルペンスキー n=5	
2.4	卓 球 n=3	
2.4	フェンシング n=35	
2.3	アーチェリー n=3	
2.2	主 婦 n=8	

accumulation)が用いられる．これらはいずれも運動時において血中における乳酸の生産と除去のバランスが保持される最大運動強度を推定するものである．OBLAでは血中乳酸値4 mmol/ℓに相当する運動強度を算出する．最大酸素摂取量と同様に全身持久力の指標として有効である．これらの運動強度は，最大酸素摂取量の相対値で表すと非鍛練者では約60％，鍛練者では約75～85％程度である．

図Ⅱ-12は漸増負荷法による運動負荷時の酸素摂取量の変化を示している．酸素摂取量は運動強度が高くなるに従い直線的に増加する．しかし，ある時点に至ると運動強度をさらに強めても酸素摂取量は増加しなくなる．この減少がレベリングオフであり，そのときの値が最大酸素摂取量である．心拍数(HR)や自覚的運動強度(RPE；rating of perceived exertion)も酸素摂取量と同様に運動強度の増加に伴いほぼ比例して高くなる．

血中乳酸濃度は，初期はほぼ一定値を保っているが運動強度が漸増していくと途中から急激に増え始める点がある．この点が前述のLTであり，血中

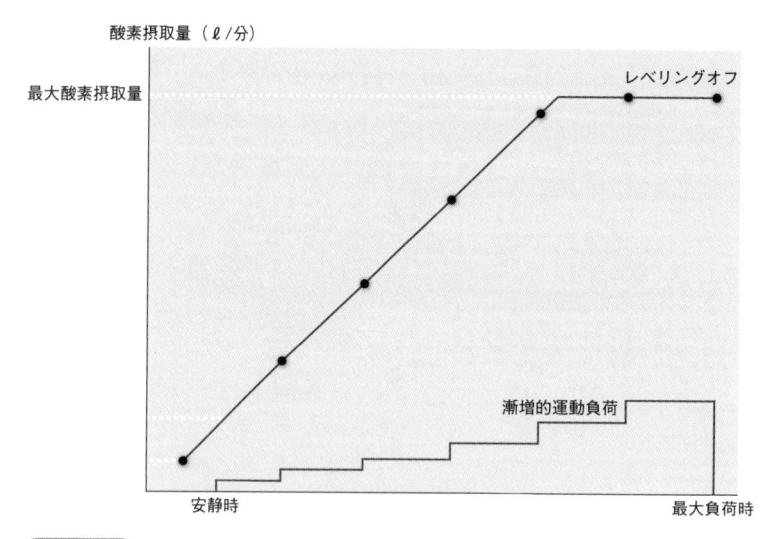

図Ⅱ-12 漸増負荷と酸素摂取量 (前田編著, 健康医学テキスト, 金芳堂, p.133, 1994)

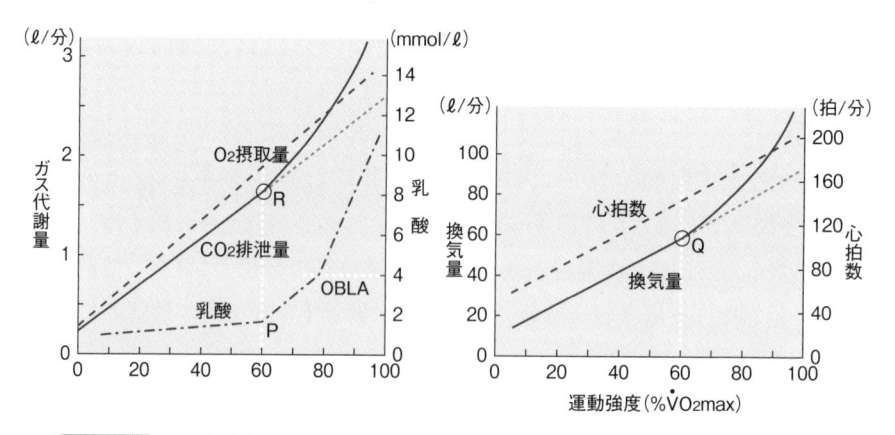

図Ⅱ-13 運動強度と酸素摂取量, CO_2 排泄量, 換気量, 心拍数および乳酸との関係
(池上, 運動生理学, 朝倉書店, p.46, 1995)

乳酸濃度の急激な変化に伴い換気量や二酸化炭素 (CO_2) 排出量も同様な変化を示す. 図Ⅱ-13は, 運動強度の増加に伴う酸素摂取量, 心拍数, 血中乳酸濃度, 換気量の変動を示している. 図中の変曲点, P, Q, RがATである.

【参考文献】
浅見俊雄(編著):スポーツとパワー.大修館書店,1988.
Åstrand,P.O., Rodahl,K.(著),朝比奈一男(監訳),浅野勝己(訳):オストランド運動生理学.大修館書店,1985.
Fox,E.L.(著),朝比奈一男,渡部和彦(訳):選手とコーチのためのスポーツ生理学.大修館書店,1993.
藤田恒夫:入門人体解剖学,改訂第3版.南江堂,1990.
猪飼道夫(編著):身体運動の生理学.杏林書院,1990.
池上晴夫:[新版]運動処方-理論と実際-.朝倉書店,1996.
石河利寛,杉浦正輝(編著):運動生理学.建帛社,1989.
勝田 茂(編著),和田正信,松永 智:入門運動生理学,第3版(第3刷).杏林書院,2008.
宮下充正,石井喜八(編著):新訂運動生理学概論.大修館書店,1988.
中村隆一,齋藤 宏,長崎 浩:基礎運動学,第6版(第3刷).医歯薬出版,2006.
中野昭一,竹宮 隆(編):運動とエネルギーの科学.杏林書院,1998.
Wirhed,R.(著),金子公宥,松本迪子(訳):目でみる動きの解剖学.大修館書店,1997.

Ⅱ-2 バイオメカニクスの基礎

　バイオメカニクスとは，力学，生理学，解剖学などの基礎知識のもとで，身体運動の仕組みを理解するための学問領域である．人体の構造や機能，運動に関連する力学的法則を理解することは，身体運動を客観的に理解することにつながり，より合理的な動きの習得に役立つ．身体運動を理解する上で必要なバイオメカニクスの基礎理論について以下に概説する．

1 人体の骨格，筋，関節

　人体の骨の形や大きさは様々であり，成人の骨格は206個の骨から構成されている（図Ⅱ-14）．骨は形により名称が異なり，長骨，短骨，扁平骨，不規則骨などに分類される．手根骨や足根骨のような短骨は大きな力を支えることができ，大腿骨などの長骨は四肢の骨に多く身体各部を支えるとともに，てこの作用で力を伝達しやすい形をしている．扁平骨は頭部や骨盤部にみられる．

　人体の筋のうち身体運動に関係

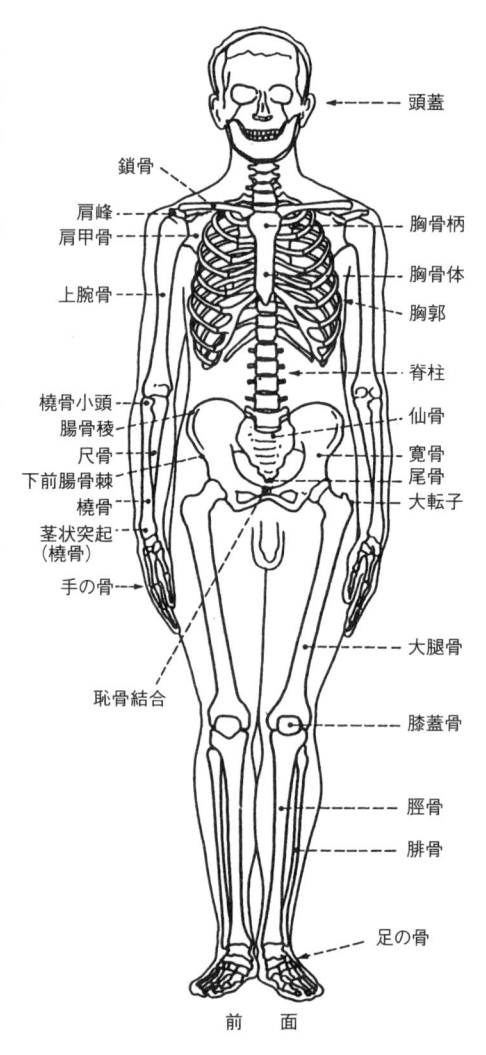

図Ⅱ-14　人体の骨格
（中村・齋藤・長崎，基礎運動学，第6版，医歯薬出版，pp.500-501, 2006）

の深い筋は骨格筋である（図Ⅱ－15）.

骨格筋は関節を介して骨格に付着しており，動かない方の骨格に付着している筋の一端を起始，動く方の骨格に付着している筋の一端を停止と呼ぶ．骨格の運動に対してどのように働くかにより筋の分類がなされ，目的の動き

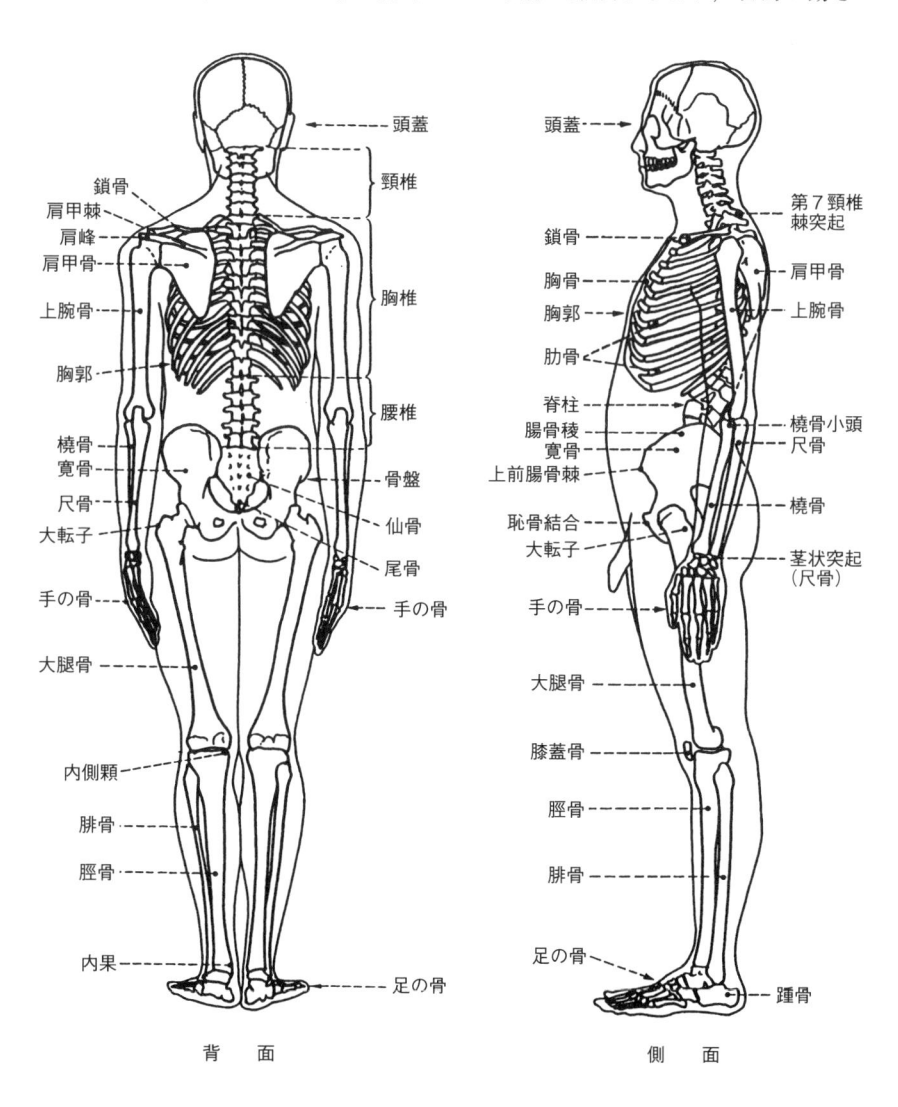

背　面　　　　　　　側　面

に対して主として働く筋を主働筋，補助的に働く筋を共同筋，主働筋と逆方向に働く筋を拮抗筋と呼ぶ．上腕二頭筋と上腕三頭筋は主働筋と拮抗筋の関係にある．

骨と骨の可動結合が関節であり，一般に関節は図Ⅱ－16のような構造を

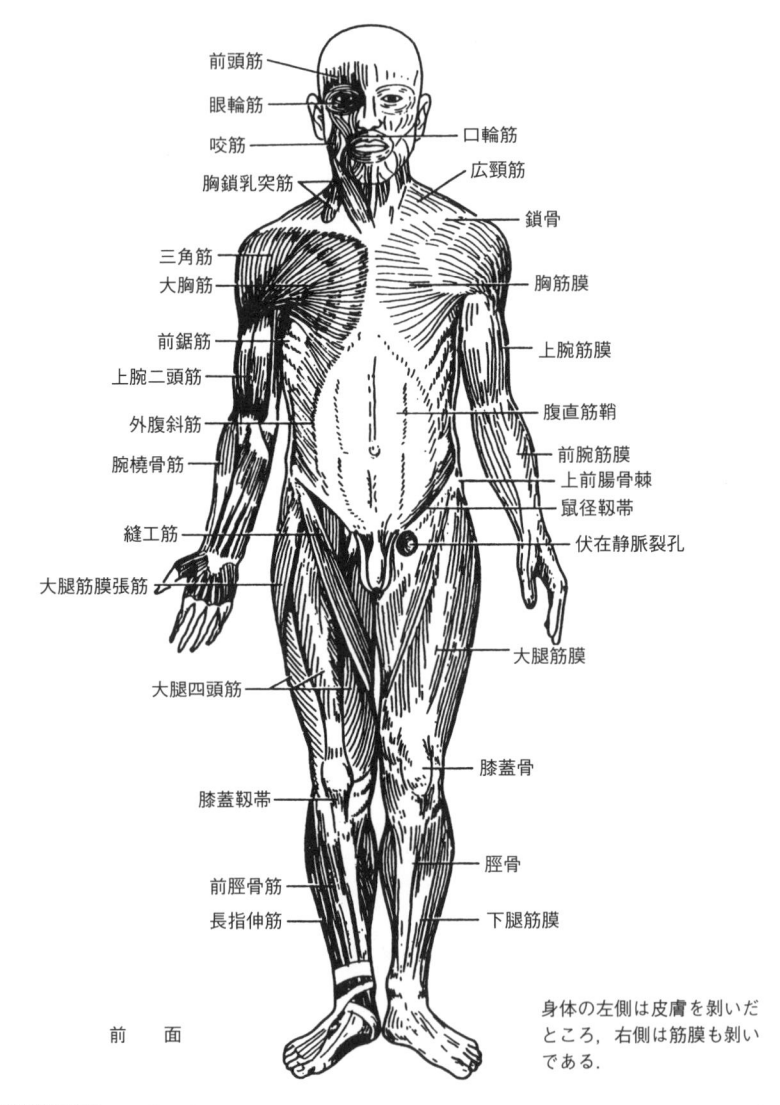

前頭筋
眼輪筋
咬筋
口輪筋
胸鎖乳突筋
広頸筋
鎖骨
三角筋
大胸筋
胸筋膜
前鋸筋
上腕二頭筋
上腕筋膜
外腹斜筋
腹直筋鞘
腕橈骨筋
前腕筋膜
上前腸骨棘
鼠径靱帯
縫工筋
伏在静脈裂孔
大腿筋膜張筋
大腿筋膜
大腿四頭筋
膝蓋骨
膝蓋靱帯
脛骨
前脛骨筋
長指伸筋
下腿筋膜

前　面

身体の左側は皮膚を剥いだところ，右側は筋膜も剥いである．

図Ⅱ－15　**人体の筋**（中村・齋藤・長崎，基礎運動学，第6版，医歯薬出版，pp.502-503, 2006）

しており，滑液（関節液）により骨と骨の摩擦が小さくなるようになっている．また，関節は靱帯により動いても離れないようになっている．可動結合の関節は関節面の形により分類がなされる（図Ⅱ－17）．球関節は，肩関節や股関節の構造であり，全ての方向に動くことができ，前後，左右，捻じり

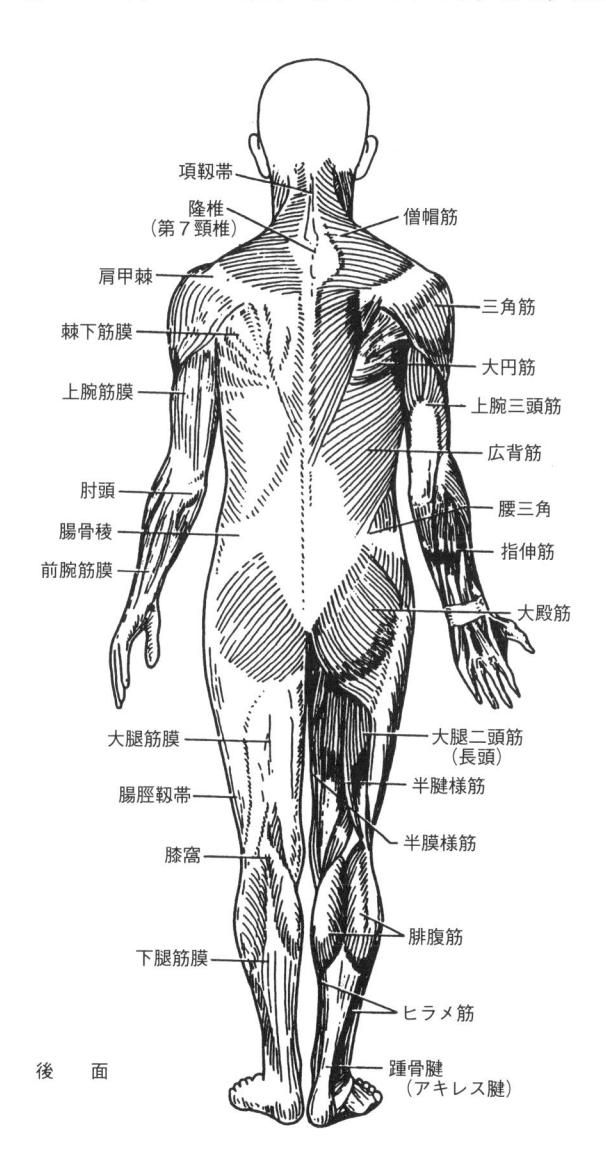

項靱帯
隆椎（第7頸椎）
僧帽筋
肩甲棘
三角筋
棘下筋膜
上腕筋膜
大円筋
上腕三頭筋
広背筋
肘頭
腰三角
腸骨稜
指伸筋
前腕筋膜
大殿筋
大腿筋膜
大腿二頭筋（長頭）
腸脛靱帯
半腱様筋
膝窩
半膜様筋
腓腹筋
下腿筋膜
ヒラメ筋
踵骨腱（アキレス腱）

後　面

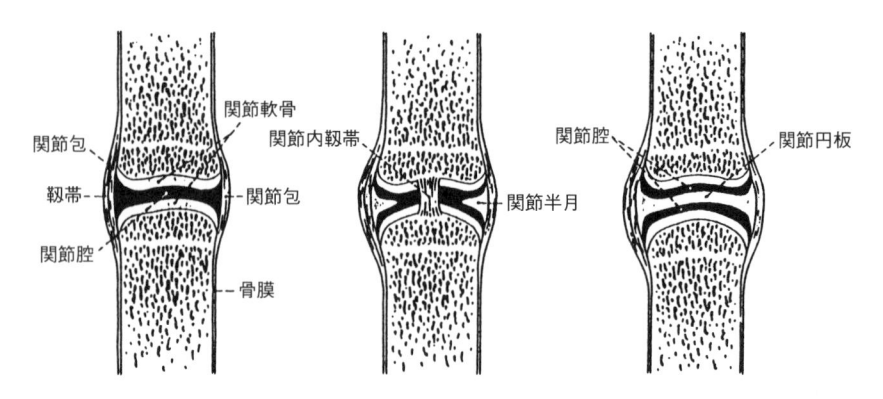

図Ⅱ-16 関節の一般構造（断面図）(藤田，入門人体解剖学，改訂第3版，南江堂, p.27, 1990)

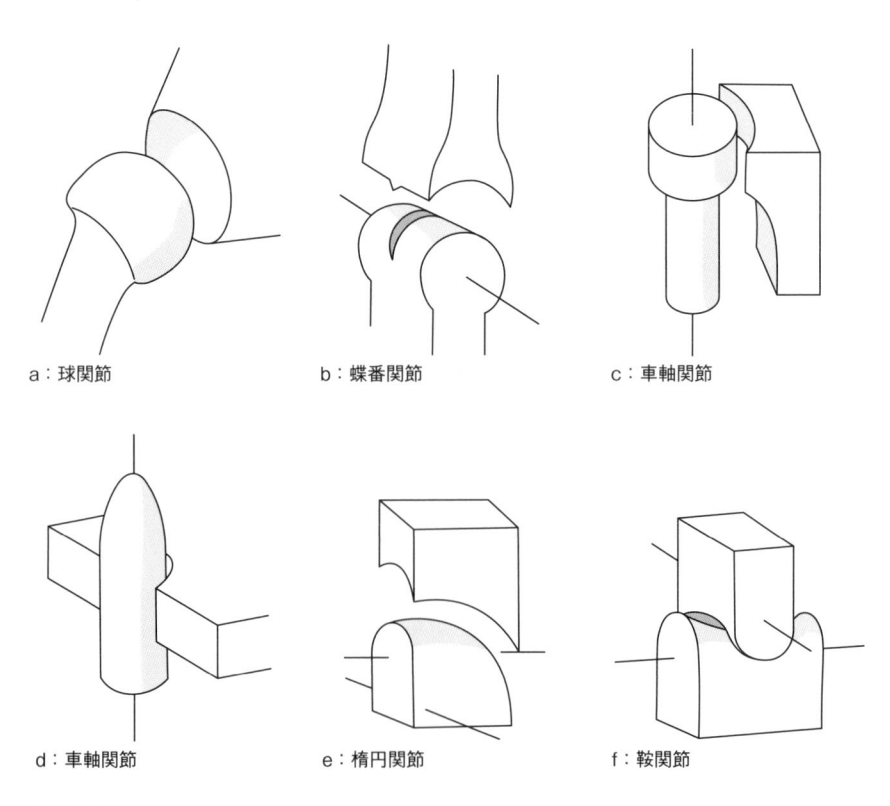

a：球関節　　b：蝶番関節　　c：車軸関節

d：車軸関節　　e：楕円関節　　f：鞍関節

図Ⅱ-17 関節の種類 (藤田，入門人体解剖学，改訂第3版，南江堂, p.28, 1990)

の運動と，それらの複合運動が可能である．鞍関節は，手根中手関節や足根中足関節の構造で，馬の鞍にまたがるように連結しているため，前後と左右の動きが可能である．車軸関節は，橈尺関節の構造であり，一方の骨を中心に他方の骨を横向きに捻じることができる．その他に楕円関節，蝶番関節などがある．

2 人体の面と肢運動の名称

　空間における運動の軌跡の位置は3次元座標において表わされ，3つの面により身体各部位の運動が記録される．矢状面は，身体を左右に2分する垂直面である．前頭面は，身体を前後に2分する垂直面である．水平面は，身体を上下に2分する面である（図Ⅱ-18）．

　体肢の動きは人体の面を基準にして名称が与えられている（図Ⅱ-19）．

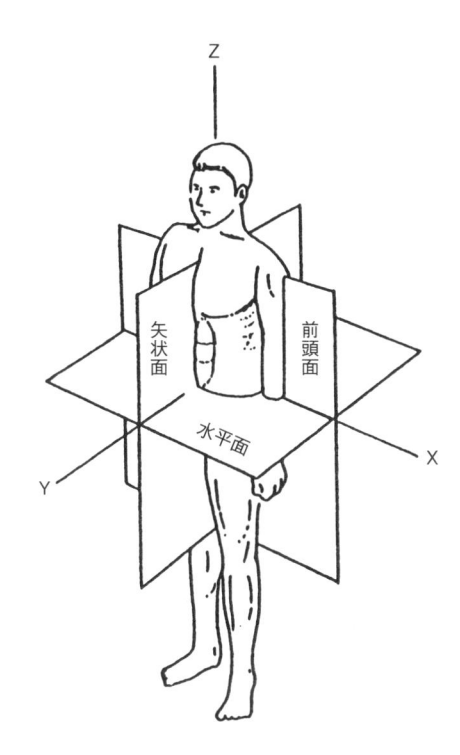

図Ⅱ-18　人体の面 (Kelley, D.L. ／金子，スポーツ・バイオメカニクス入門，第3版，杏林書院, p.32, 2008)

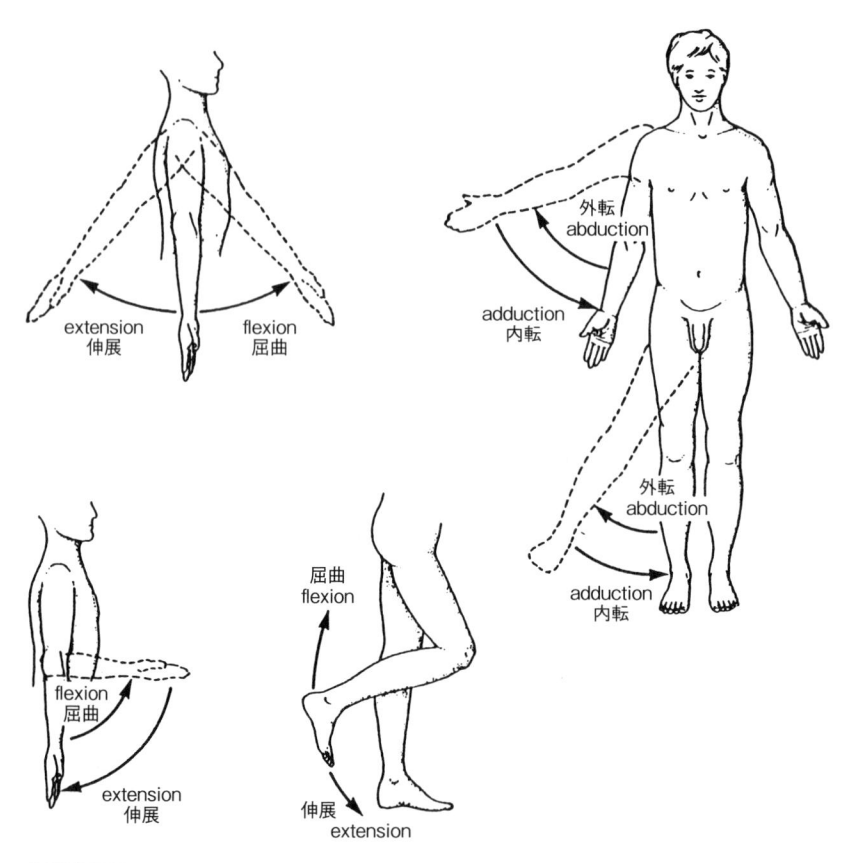

図Ⅱ-19 種々の肢運動の名称
(Snell,R.S., 山内・飯野訳, スネル臨床解剖学, 第2版, メディカル・サイエンス・インターナショナル, p.3, 1993)

　矢状面における運動は屈曲と伸展に分類され，両骨間の角度を0度に近づけるような運動を屈曲，逆方向の運動を伸展と呼んでいる．前頭面における運動は外転と内転に分類され，体肢を体幹に近づける運動を内転，その逆を外転と呼んでいる．水平面における体肢の長軸まわりの動きは外旋と内旋と呼ばれ，その他の肢運動の名称として回外・回内，背屈・底屈などの名称がある．

3 運動に関係する力学の法則

a．ニュートンの法則

身体も物体であるため運動を行うときには力学の法則に従う．ニュートンの法則である運動の法則は以下の通りである．

第1法則：

「全ての物体は，それに外力が作用しない限り，元の状態を続ける（慣性の法則）」（つまり，物体には慣性があり，外力が作用しなければ，動いているものは動き続け，静止しているものは静止状態を続ける．）

第2法則：

「運動の変化は，加えられた力に比例し，力が加えられた直線方向に向かって起こる」（つまり，運動の方向や速度が変わるのは外部からの力による．）

第3法則：

「全ての作用には，常に同じ大きさの反作用が逆方向に生ずる（作用反作用の法則）」（つまり，作用と反作用の大きさは等しく逆方向に働く．）

b．力学的エネルギー

力学的エネルギーには，位置エネルギーと運動エネルギーがあり，以下の式から算出することができる．位置エネルギーは高さに比例し，運動エネルギーは速度の2乗に比例する．位置エネルギーと運動エネルギーは常に等しい．

$$\text{位置エネルギー} = 質量(m) \times 重力加速度(g) \times 高さ(h) = mgh$$
$$\text{運動エネルギー} = \frac{1}{2} \times 質量(m) \times 速度(v)^2 = \frac{1}{2}mv^2$$

c．運動量と力積

ある物体の質量と動いているときの速度の積は運動量と呼ばれる．また，力の大きさと作用時間との積は力積と呼ばれる．運動量と力積は以下の式で算出される．運動量の変化は力積に等しい．

運動量＝質量 (m)×速度 (v)＝mv

力積＝力 (F)×時間 (t)×Ft

4 筋収縮の様式

　筋収縮の様式には等尺性収縮（アイソメトリック収縮）と等張性収縮（アイソトニック収縮）がある．等張性収縮のうち筋が短くなるときの収縮様式を短縮性収縮（コンセントリック収縮）と呼び，筋が伸ばされるときの収縮様式を伸張性収縮（エキセントリック収縮）として区別する（図Ⅱ-20）．また，等尺性収縮は，握力や背筋力などの最大筋力を発揮する場合のように筋が短縮しようとする場合と，外力に抗して筋の長さは変わらないが伸長しようとする場合に分けて考える場合もある．後者は特に耐筋力といわれる．その他には，動作速度が一定である等速性収縮（アイソキネティック収縮）がある．

等尺性収縮
（アイソメトリック収縮）

短縮性収縮
（コンセントリック収縮）

伸張性収縮
（エキセントリック収縮）

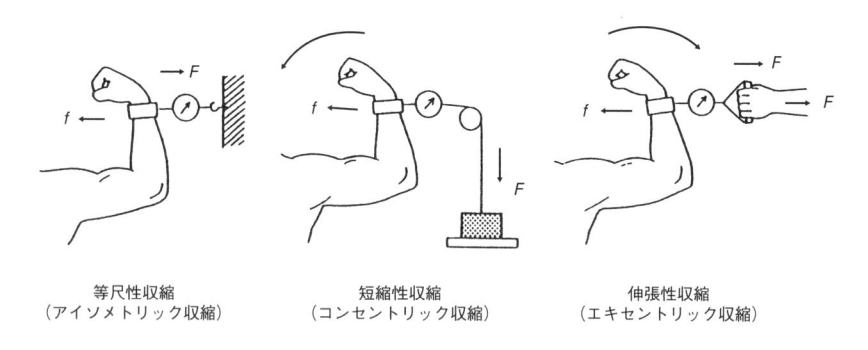

図Ⅱ-20　筋収縮の3様式（金子，スポーツ・バイオメカニクス入門，第3版，杏林書院，p.19, 2008）

【参考文献】
浅見俊雄，石井喜八，宮下充正，浅見高明，小林寛道（編著）：身体運動学概論．大修館書店，1983．
藤田恒夫：入門人体解剖学，改訂第3版．南江堂，1990．
金子公宥：スポーツ・バイオメカニクス入門，第3版（第4刷）．杏林書院，2008．
中村隆一，齋藤　宏，長崎　浩：基礎運動学，第6版（第3刷）．医歯薬出版，2006．
Snell,R.S.（著），山内昭雄・飯野晃啓（訳）：スネル臨床解剖学，第2版．メディカル・サイエンス・インターナショナル，1993．
Wirhed,R.（著），金子公宥，松本迪子（訳）：目でみる動きの解剖学．大修館書店，1997．

II-3 運動栄養学の基礎

運動と栄養は密接な関係にある．栄養素を正しく摂取することにより筋力や骨密度を高めることが可能となる．また，栄養素の特徴や機能，運動と栄養との関係，さらに食事法と体脂肪との関係について理解することが重要である．体力の向上あるいは健康の維持増進を目的とした運動を実施する上で理解しておかなければならない運動栄養学の基礎理論について以下に概説する．

1 栄養素の特徴と機能

栄養素は生命活動を維持するために必要な食物成分である．栄養素には，タンパク質，糖質，脂質，無機質，ビタミンの5群があり，これを五大栄養素と呼び，摂取量の多いタンパク質，糖質，脂質を三大栄養素と呼んでいる．五大栄養素の主な特徴と機能について以下に解説する．

a．タンパク質

タンパク質には2つの働きがあり，筋肉，消化器，臓器などを構成する構造タンパク質としての働きと物質代謝の反応を触媒する酵素や調節因子であるホルモンなどの作用タンパク質としての働きである．タンパク質は炭水化物や脂質と同様にエネルギー源としても利用されるが，タンパク質を構成するアミノ酸のうち8種類のアミノ酸は体内で必要量を合成することができない．そのため，食品より摂取する必要があり必須アミノ酸と呼ばれている．これらの必須アミノ酸は，ロイシン，イソロイシン，バリン，リジン，メチオニン，スレオニン，フェニルアラニン，トリプトファンである．必須アミノ酸の含有量と比率によってタンパク質食品の栄養評価がなされている．

食物から摂取するタンパク質は，動物性タンパク質と植物性タンパク質に分けられる．栄養効果の面から考えると動物性タンパク質の方が植物性タンパク質よりも効果が高い．これは動物性タンパク質のアミノ酸の組成がヒトのタンパク質と類似しており必須アミノ酸をバランスよく含んでいるためで

ある.

　1日のタンパク質の所要量は，成人20～60歳の場合，男女とも体重1kg当り1.08gが目安である．但し，発育期にある乳児や幼児，妊婦，高齢者あるいはスポーツ選手などでは所要量はさらに多くなる．

b．糖質

　糖質は，食物繊維を含めて炭水化物と呼ぶこともある．糖質の特徴は，タンパク質に比べて消化・吸収が早いためエネルギー源として利用されやすいことと酸素が存在しない条件でATPを合成できることである．

　ヒトの総エネルギー摂取量の50～70％が糖質から摂取されるため，糖質は重要なエネルギー源である．特にグルコースは最も重要であり，筋肉などでエネルギーとして利用されるほかに，脳，神経系においても主要なエネルギー源である．血液中のグルコース濃度が調節され脳の機能が正常に保たれている．また，高血糖は糖尿病を招くが，運動はインスリンの感受性を高め血糖値を下げる働きがある．

　糖質の必要量は，各個人の身体活動に基づくエネルギー所要量によって決まるが，総エネルギーの60～65％が理想的であると考えられている．

　食物繊維は，ヒトの消化酵素では消化することができない食物中の難消化性成分の総称である．以前では，食物繊維は体内では利用されず他の栄養素の吸収を阻害すると考えられていた．しかし，食物繊維の摂取が大腸疾患，糖尿病，高血圧症，高脂血症の予防や改善に作用するという研究報告がなされており，食物繊維の栄養評価が見直されつつある．食物繊維の1日当たりの目標摂取量は，成人の場合20～25gという値が国内で設定されている．

c．脂質

　脂質は，生体内で代謝される成分のうち水には溶けないが有機溶媒には溶ける成分の総称である．脂質のうち脂肪酸，脂質，リン脂質，ステロール類が重要である．脂質は他の栄養素に比べてエネルギー価が高く，1g当たりのエネルギー価(kcal)は脂質9に対して，タンパク質と糖質では4である．脂質は，エネルギー源として利用されるほか過剰なエネルギーの貯蔵物質と

しての働きをする．

脂肪酸は飽和脂肪酸と不飽和脂肪酸に分類される．不飽和脂肪酸には生体内では合成できない必須脂肪酸（リノール酸，リノレン酸，アラキドン酸）が含まれる．この必須脂肪酸が不足すると欠乏症になる．動物性油脂よりも植物性油脂において，これらの必須脂肪酸は多く含まれている．

1日の脂質の所要量は，総エネルギーの所要量に対する脂質の割合で算出される．身体活動の内容によって多少異なるが，総エネルギー所要量の20～30％の範囲で脂質を摂取することが望ましいと考えられている．また，血中のコレステロールの増加，特に低比重リポ蛋白（LDL；low density lipoprotein）コレステロールの高濃度あるいは高比重リポ蛋白（HDL；high density lipoprotein）コレステロールの低濃度は，冠動脈疾患のリスクを増加させることが知られている．血中総コレステロールは200mg/dl未満が望ましい．

d．無機質

無機質（ミネラル）は，生体の約4％を構成しており，微量ではあるが必要不可欠な栄養素である．比較的多量に必要とされるカルシウム，マグネシウム，ナトリウム，カリウム，塩素，微量元素である鉄，銅，亜鉛，ヨウ素，マンガン，イオウ，コバルト，クロム，セレン，モリブデン，フッ素などに大きく分類される．微量元素を多く含む食品の例は表Ⅱ－4に示す通りである．

表Ⅱ－4 無機質（微量元素）を多く含む食品（五島監，中村編，食事指導のABC，日本医師会，p.47, 1993）

ミネラル	食品群
亜鉛	穀類，貝類（かき），根菜類
銅	内臓類，貝類，緑黄色野菜，種実類
ヨウ素	海草類，魚介類
マンガン	豆類，野菜類，胚芽，茶
セレン	胚芽，マグロ，タマネギ，トマト
クロム	穀類，肉類，魚介類
コバルト	内臓類，魚介類，緑黄色野菜
モリブデン	穀類，豆，内臓類
フッ素	海産物，茶

カルシウムは，栄養学上特に重要な無機質であり骨や歯の主成分である．カルシウムの成人の1日の所要量は600mgである．近年，骨粗しょう症の話題が取り上げられるようになりカルシウムの摂取が推奨されているが，日本人のカルシウムの摂取量は欧米人と比較すると低いという報告がある．カルシウムを豊富に含む食品は牛乳などの乳製品である．

ナトリウムは，筋肉の収縮作用，細胞外液の浸透圧の調節，水分平衡などに関与する働きをする．日本人は最低必要量の約10倍のナトリウムを摂取しており，日本人の食塩の過剰摂取が問題として指摘されている．食塩の過剰摂取により高血圧症や胃癌の発生率が上昇するという報告がなされている．

鉄は，ヘモグロビン，ミオグロビン，チトクロームなどのヘム鉄のように生理作用をもつ鉄と貯蔵鉄と呼ばれ予備的な役割をもつ鉄の2つの形態で体内に存在する．1日に10mg以上摂取する必要があるが，運動選手や思春期の女性は鉄をさらに多く摂取する必要がある．鉄が不足すると鉄欠乏性貧血になる．

カリウムは，神経興奮性の維持，筋肉の収縮，浸透圧の調節などに関与する働きをする．カリウムの摂取量が不足した場合には，細胞内のカリウムが血液中に放出され補われる．運動あるいは下痢などで多量に発汗した場合には，カリウム量が減少し，筋力低下や不整脈を引き起こすことがある．

e．ビタミン

ビタミンは，エネルギー源にも生体構成成分としても役立たないが，体内では合成することのできない微量の有機化合物である．ビタミンは水溶性ビタミンと脂溶性ビタミンの2つに大別される．水溶性ビタミンには，ビタミンB_1，B_2，B_6，B_{12}，ナイアシン，パントテン酸，ビオチン，葉酸，ビタミンCなどがあり，脂溶性ビタミンには，ビタミンA，D，E，Kなどがある．ビタミンの働きは多様であるが（表Ⅱ－5），一般に水溶性ビタミンの多くは各種代謝の補酵素として働き，脂溶性ビタミンは各々独自の生理作用を持つ．

日本人の食生活の中で不足しがちなビタミンは，ビタミンB_1，B_2，Cなどである．水溶性ビタミンは必要以上に摂取すると尿中に排泄されるため過剰摂取による心配はないが，不足しやすいため毎日所要量を確保する必要が

ある．脂溶性ビタミンを過剰に摂取した場合には体内に蓄積して副作用を起こす可能性があるため，ビタミン剤などからの多量摂取には注意すべきである．ビタミンを多く含む食品の例は表Ⅱ－6に示す通りである．

定期的に運動を行っている運動選手では，ビタミンの消耗が大きく，発汗や排尿による損失が多い．そのため，水溶性ビタミンやビタミンEなどの所要量を満たすように心掛けるべきである．

表Ⅱ－5 ビタミンの働き（五島監，中村編，食事指導のABC，日本医師会，p.37, 1993）

種類	働き
ビタミンB_1	エネルギー代謝や糖質代謝に関与する補酵素
ビタミンB_2	エネルギー代謝，アミノ酸代謝，脂質代謝などの酸化還元反応に関与する補酵素
ビタミンB_6	アミノ酸代謝に関与する補酵素
ビタミンB_{12}	抗悪性貧血因子，たんぱく質や核酸の合成に関与する補酵素
ナイアシン	糖質代謝や脂質代謝の酸化還元反応に関与する補酵素
パントテン酸	糖質代謝や脂質代謝に関与する補酵素
ビオチン	糖質代謝や脂質代謝に関与する補酵素
ビタミンC	アミノ酸代謝やたんぱく質代謝に関与する補酵素
ビタミンA	視覚作用，皮膚や粘膜の正常化
ビタミンD	カルシウムの腸管からの吸収促進，腎尿細管での再吸収促進，骨形成の促進，さらに骨からの動員
ビタミンE	抗酸化作用，生殖の正常化，膜の安定化
ビタミンK	血液凝固因子の合成

表Ⅱ－6 ビタミンを多く含む食品（五島監，中村編，食事指導のABC，日本医師会，p.38, 1993）

種類	含有食品
ビタミンB_6	肉類，内臓類，魚介類，卵類，乳類，豆類
ビタミンB_{12}	肉類，内臓類，魚介類，乳類
パントテン酸	胚芽，肉類，魚介類，乳類，豆類
ビオチン	豆類，果物，内臓類，卵類
葉酸	肉類，内臓類，卵類，胚芽，乳類
ビタミンE	植物油，豆類，緑黄色野菜
ビタミンK	植物油，緑黄色野菜，卵類，ヨーグルト

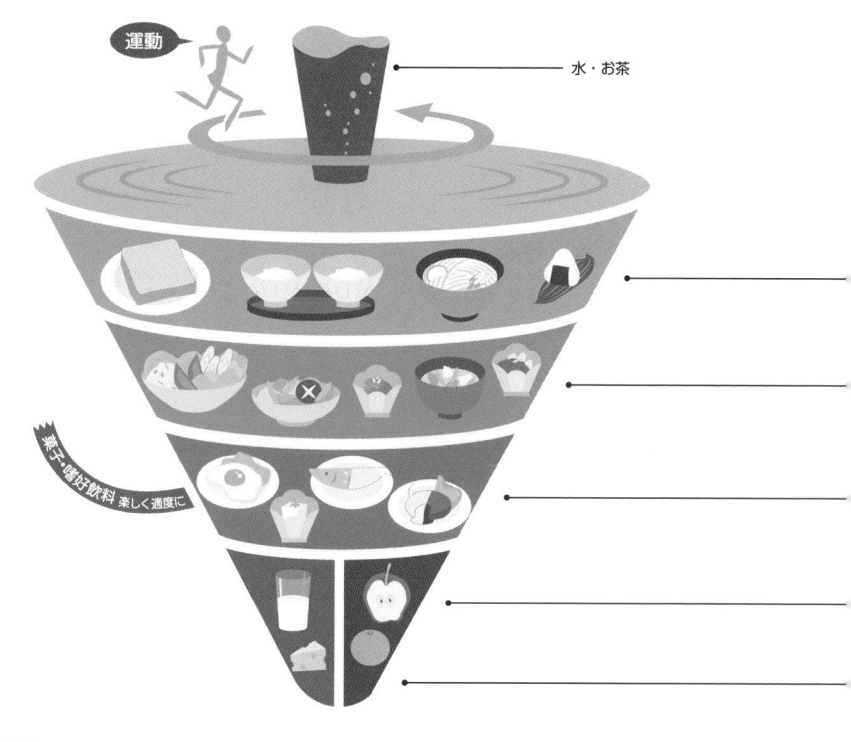

図Ⅱ−21 食事バランスガイド（厚生労働省・農林水産省決定，2005）

2 食事バランスガイド

　平成17年6月に厚生労働省と農林水産省が「食事バランスガイド」（図Ⅱ−21）を決定した．このガイドは，国の指針として「食生活指針」において示された内容を具体的な行動に結びつけるため「何を」「どれだけ」食べたらよいのかを示すツールとして利用が期待されている．厚生労働省と農林水産省は，期待される効果として，共通して「バランスのとれた食生活の実現」をめざし，それぞれでは「食料自給率の向上」（農林水産省）と「国民の健康づくり，生活習慣病の予防」（厚生労働省）を目標としている．

　「食事バランスガイド」は，日本で古くから親しまれている「コマ」のイラストを利用して描かれており，誰もが親しみやすい印象的なイラストにすることで，自分の食事に興味が持てるようにとの意図が含まれている．最上部

食事バランスガイド
あなたの食事は大丈夫？

| 1日分 | 料理例 |

5〜7つ(SV) 主食（ごはん、パン、麺）
ごはん（中盛り）だったら4杯程度

1つ分 = ごはん小盛り1杯 = おにぎり1個 = 食パン1枚 = ロールパン2個
1.5つ分 = ごはん中盛り1杯　2つ分 = うどん1杯 = もりそば1杯 = スパゲッティー

5〜6つ(SV) 副菜（野菜、きのこ、いも、海藻料理）
野菜料理5皿程度

1つ分 = 野菜サラダ = きゅうりとわかめの酢の物 = 具だくさん味噌汁 = ほうれん草のお浸し = ひじきの煮物 = 煮豆 = きのこソテー
2つ分 = 野菜の煮物 = 野菜炒め = 芋の煮っころがし

3〜5つ(SV) 主菜（肉、魚、卵、大豆料理）
肉・魚・卵・大豆料理から3皿程度

1つ分 = 冷奴 = 納豆 = 目玉焼き一品　2つ分 = 焼き魚 = 魚の天ぷら = まぐろといかの刺身
3つ分 = ハンバーグステーキ = 豚肉のしょうが焼き = 鶏肉のから揚げ

2つ(SV) 牛乳・乳製品
牛乳だったら1本程度

1つ分 = 牛乳コップ半分 = チーズ1かけ = スライスチーズ1枚 = ヨーグルト1パック　2つ分 = 牛乳1本分

2つ(SV) 果物
みかんだったら2個程度

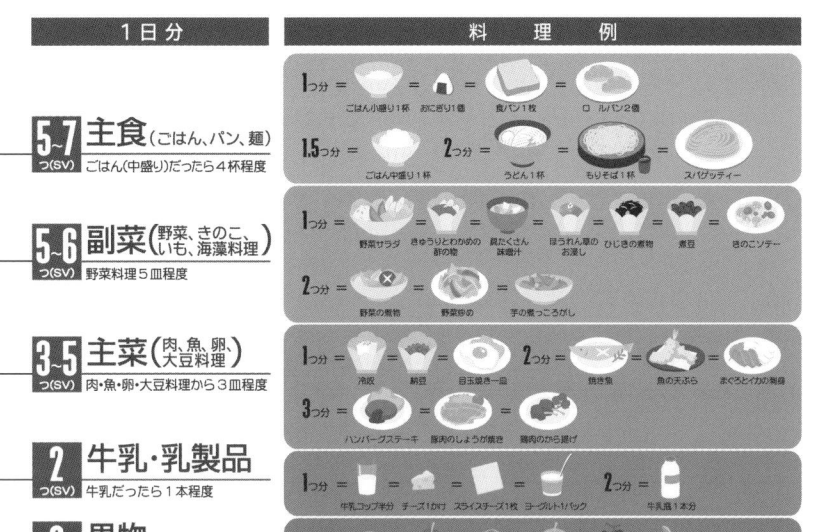

1つ分 = みかん1個 = りんご半分 = かき1個 = 梨半分 = ぶどう半房 = 桃1個

※SVとはサービング（食事の提供量の単位）の略

から十分な摂取が望まれる主食，副菜，主菜の順に並んでおり，牛乳・乳製品と果物については同程度と考え並列に示されている．「コマ」のイラストで描かれているので，食事のバランスが悪くなると倒れてしまう．また，「コマ」が回転を維持するためには運動が必要であることを上部の走る人型で示している．なお，水分を「コマ」の軸として示し食事で不可欠な存在であることを強調している．

1日に摂取すべき量の目安の数値（「つ」＝SV）と対応させて各区分の料理例が示されている．例えば，5〜7「つ」（SV）必要とされる主食（ごはん，パン，麺）については，「ごはん（中盛り）だったら4杯程度」と表示されており，料理例なども参考にすることにより料理と量がイメージし易くなっている．

3 運動と栄養との関係

a．筋力向上とタンパク質

　体力構成要素のうち筋力を向上させようとするならば，筋力トレーニングを実施した後に摂取するタンパク質の量とアミノ酸の種類，さらに摂取時期に注意すべきである．筋肉では常にタンパク質の合成と分解が行われており，合成量が分解量よりも多くなるときに筋肉量の増加が生じる．筋肉量の増加を目的とした運動としては，レジスタンストレーニングが有効であり，特に重負荷低頻度でのレジスタンストレーニングが適していると考えられている．

　体重に占める筋肉の割合は35～40％程度で，骨格筋の重量の約20％がタンパク質である．そのため，タンパク質の十分な摂取が必要であるが，1日の所要量は一般人と運動選手では異なる．一般人の場合にはタンパク質の1日の所要量は体重1kg当たり1.08gであるが，運動選手の場合には体重1kg当たり1.5～2.0gのタンパク質を摂取することが推奨されている．これは運動選手の場合激しい運動を行っているため，筋タンパクの分解が促進されエネルギー源としてのタンパク質の利用率が高いからである．

　筋肉量を増加させるためには，アミノ酸の中でもヒトの筋肉のアミノ酸組成に類似したタンパク質を含む食品を摂取することが重要である．つまり，牛肉，豚肉，鶏肉，魚肉，卵などの動物性タンパク質を摂取することが望ましい．中でも卵は安価で優れたタンパク質食品である．他の動物性タンパク質を含む食品では脂肪を多く含んでいることがあるので注意すべきである．脂肪量を低く保ちタンパク質を摂取する場合には，魚肉や鶏肉のささみ，あるいは豆類などの植物性タンパク質も適している．最近では，粉末のタンパク質やアミノ酸製品が販売されており，効率良くタンパク質を摂取するのに便利になっている．しかし，タンパク質の摂取が過剰になると，筋肉量の増加に利用されないばかりか，脂肪に変換され体脂肪の蓄積につながるので注意すべきである．

b．運動による骨密度の変化とカルシウム

　体力づくりや健康づくりに骨密度の増大は非常に重要である．骨密度の増

大には運動とカルシウムの摂取が関係し，運動としては骨に適度なストレスを与えるような跳躍運動などが有効であることが報告されている．カルシウムの摂取は発育発達期の骨の成長に重要であるが，高齢者では骨密度の低下により転倒などが原因で簡単に骨折するケースがみられる．さらに大腿骨骨折などによる治療中のベッドレストが尿中のカルシウムの排出量を増大させることが知られており，年齢を問わずカルシウムの摂取は重要である．骨の主成分はカルシウムとリンであり，リン酸は多くの食品に含まれているのに対して，カルシウムを豊富に含む食品は少なく体内への吸収率が低く不足気味である．

カルシウムを豊富に含む食品には，牛乳，チーズ，ヨーグルトなどの乳製品や小魚やゴマなどがある．牛乳1リットルには約1000mgのカルシウムが含まれている．但し，これらの食品を摂取する場合には，カルシウムの吸収を阻害する成分にも注意し，できれば同時に摂取しないようにすべきである．カルシウムの吸収を阻害する食品には，食物繊維（野菜，穀類），タンニン（コーヒー，紅茶，緑茶，ウーロン茶），フィチン酸（穀類，豆類）などが含まれる．

一方，カルシウムの吸収を促進する成分にはビタミンCやクエン酸がある．ビタミンCは柑橘類に多く含まれている．このような食品の特性を理解してタイミングよくカルシウムを摂取すれば効果的な骨づくりが可能になる．

スポーツ選手の場合には，タンパク質を多量に摂取することが必要であるが，このことがカルシウムの尿中への排泄を促進するという研究報告が認められるため，十分なカルシウムの摂取と摂取時期に注意すべきである．

c．運動と栄養摂取のタイミング

運動と栄養摂取のタイミングを考えて体力づくりあるいは健康づくりに取り組むことは効果的である．体の成長には脳の下垂体から分泌される成長ホルモンが最も深く関係しており，このホルモンの分泌には日内リズムがある．つまり，成長ホルモンの分泌は睡眠中に高まる．特に深い眠りにあるノンレム睡眠の時に成長ホルモンが最も多く分泌されることが知られている．ノンレム睡眠は，眠りに入って1時間位から約3時間ほど続く．

```
睡眠 → トレーニング → 朝食 → 昼食 → 昼寝 → トレーニング → 夕食 → 睡眠
```

重負荷ウェイトトレーニング：昼食・夕食・睡眠前

タンパク質
カルシウム
クエン酸
ビタミンC

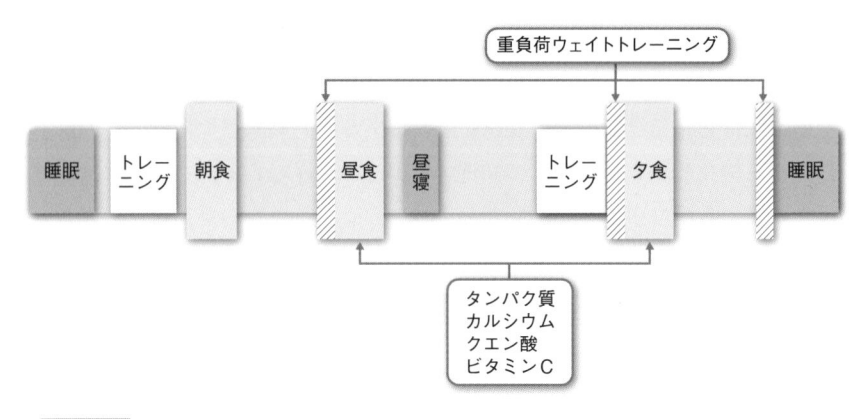

図Ⅱ-22 運動と栄養摂取のタイミング
（山口編著，フィットネスインストラクターテキスト，建帛社，p.145, 1998）

　以上の点を考慮すると，効果的な体の成長には，夕方に重負荷の筋力トレーニングを行い，夕食でタンパク質とカルシウムを十分にとり，深い眠りに入るというような運動と栄養摂取のタイミング（図Ⅱ-22）が有効と考えられる．大相撲の力士たちは朝稽古をして，ちゃんこ鍋でタンパク質を摂取し，昼寝をするという生活リズムを繰り返しており効果的な例と言える．

　以前は運動直後の食事は良くないと考えられていたが，最近ではトレーニングを行った後なるべく早く栄養素を補うことが重要であると考えられている．これは運動中にタンパク質がエネルギー源となるため運動後にタンパク質の合成が高まるが，時間を経過すると合成の割合が低下するためである．運動終了後30分以内にタンパク質とカルシウムを摂取することが推奨される．

4 食事法と体脂肪

　体脂肪を低下させるためには持久的な運動が有効であることは明らかであるが，運動と食事法を組み合わせることによってさらに効果が高まると考えられる．食後に体温が上昇し熱としてエネルギーが消費される現象を食事誘発性体熱生産（DIT；diet-induced thermogenesis）という．食事量は多いが痩せている人は太っている人よりもDITが高いことが報告されている．

　DITを高める食事法は以下の通りである．

「温かい食事をとる」
　体温を上昇させるためには，冷たい物より温かいものを食べる方がよい．
「美味しく食事をとる」
　美味しく食事をとることは，視覚，嗅覚，味覚を刺激することになり，血液中の神経ホルモン（ノルエピネフリン）が上昇しエネルギー代謝を促進する．
「香辛料を使う」
　一般に香辛料は神経を刺激してエネルギー代謝を促進する．唐辛子の辛味成分であるカプサイシンは，副腎より神経ホルモンの一種であるエピネフリンの分泌を刺激して，エネルギー代謝を高めることが知られている．
「食後にカフェインなどの神経刺激物質を摂取する」
　コーヒーに含まれているカフェインは神経を刺激して神経ホルモン（ノルアドレナリン）の分泌を促す．コーヒー1杯に約50mgのカフェインが含まれ，カフェインは脂肪組織における脂肪分解を促進する作用もある．
「低脂肪の食事をとる」
　三大栄養素であるタンパク質，炭水化物，脂肪の中で，脂肪は消化のためのエネルギーが最も小さい．また，栄養素のもつエネルギー価では，タンパク質と炭水化物が1g当たり4kcalであるのに対して脂肪は1g当たり9kcalであり，水分も含まないので非常に高エネルギーな栄養素である．そのため，脂肪を多く含む食事は脂肪量を増加させる原因となる．

【参考文献】
第一出版編集部（編）：厚生労働省・農林水産省決定 食事バランスガイド―フードガイド（仮称）検討会報告書―．第一出版，2005．
五島雄一郎（監），中村丁次（編）：食事指導のABC．日本医師会，1993．
樋口　満（編著）：新版コンディショニングのスポーツ栄養学．市村出版，2007．
加藤秀夫，中坊幸弘（編）：スポーツ・運動栄養学．講談社，2007．
村上太郎，下村吉治：第7章　スポーツと栄養．山口泰雄（編著）：フィットネスインストラクターテキスト．建帛社，pp.137-161，1998．

II-4 トレーニング論の基礎

　身体の形態や機能を改善するためにトレーニングが行われる．競技者と一般人では目的やトレーニング方法が異なるため，一般人が体力の向上や健康の維持増進を目的として行うトレーニングをフィットネスとして区別している．一般人と競技者の両者において，トレーニングの原理・原則，トレーニングによる生体の変化（効果），種々のトレーニング方法について理解することは重要である．トレーニングの基礎理論について以下に概説する．また，初心者が安全に実施できるマシントレーニングの利用例についても紹介する．

1 トレーニングの原理・原則

　トレーニングを実施する場合には，注意すべき原理・原則がある．トレーニングの実施においては以下の点に注意すべきである．

a．過負荷の原理

　トレーニングによって効果を期待するのであれば，一定水準以上の運動負荷を身体に与えなければならない．但し，過負荷であれば良いというものではなく，安全性の面から負荷の上限に注意して運動強度を設定すべきである．

b．特異性の原理

　トレーニングにおける運動の内容や与え方が形態や機能において生じる変化を決定する．トレーニングの様式，力の発揮様式などに注意すべきである．

c．可逆性の原理

　トレーニングによって獲得した効果はトレーニングを継続して行なわなければ消失してしまう．1週間あるいは1カ月間におけるトレーニングの実施日や年間を通してのトレーニング計画の決定において注意すべき点である．

d．意識性の原則

トレーニングを実施する際には，トレーニングの内容，目的，意義を十分に理解することが重要である．トレーニング計画の立案者とトレーニング実施者が異なるときには，事前に実施者に対して十分な説明を行うべきである．

e．個別性の原則

トレーニングの内容は個々の実施者の能力に応じて決定されなければならない．各個人の現在の体力や競技力，また一般人の場合には運動経験などを十分に把握した上でトレーニングプログラムが立案されるべきである．

f．漸進性の原則

トレーニング実施による体力あるいは競技力の向上に伴い，運動強度などを次第に高めていくことが重要である．トレーニングにより機能が高まるため各個人の運動強度は相対的に低くなっていく．定期的にトレーニング効果を確認し運動負荷を再検討し徐々に増加させていくべきである．

g．反復性の原則

トレーニングは規則的に反復しながら実施することが重要である．また，長期トレーニングにおいては，試合期や鍛練期といった時期に注意して，週間，月間，年間スケジュールの中でトレーニングを実施すべきである．

2 トレーニングの効果

トレーニングの原理・原則に注意してトレーニングを実施することによりトレーニング効果が期待できる．筋，骨格系，血液，呼吸循環系の各器官におけるトレーニング効果には以下のようなものがある．

a．筋

筋では，筋線維の断面積が大きくなり筋肥大が起こる．この場合，速筋線維の方が遅筋線維よりも肥大しやすい．持久的トレーニングを行うことにより筋線維当りの毛細血管の数が増加する．さらに，グリコーゲン，ミオグロ

ビン，アデノシン三リン酸などの筋内物質と酸化酵素や解糖系の各種酵素が増加する．

b．骨格系

骨格系では，骨髄，骨質，関節軟骨，靭帯や腱の太さが増大する．

c．血液

血液では，赤血球と血色素が増加するだけではなく，血液の中和能力と緩衝能力も増大する．毛細血管の新生により，筋の血流量が増大するだけではなく筋における酸素の利用率も高くなる（動静脈酸素較差の増大が起こる）．

d．呼吸循環系

呼吸循環系では肺容積と心容積の増大が起こる．肺の容積が増大することにより1回換気量が増し，心臓の容積が増大することにより1回拍出量が増す．また，毛細血管数が増え筋血流量の増大にともない，最大酸素摂取量，最大心拍出量が増大し，無酸素性作業閾値も向上する．

3 各種トレーニング方法

a．レジスタンストレーニング

レジスタンストレーニングは，筋に負荷を与えて筋力向上を目的として行うトレーニングの総称である．負荷の種類には，ダンベルやバーベルなどの重量負荷，空気圧・油圧，バネやゴムの弾性，摩擦抵抗などがある．負荷が自分自身の体重であるような懸垂や腕立て伏せもレジスタンストレーニングである．また，従来の筋力トレーニングやウェイトトレーニングもレジスタンストレーニングに含まれる．レジスタンストレーニングは筋の収縮様式に基づき以下の3つに分類される．なお，等速性収縮とは，運動の速度が一定の条件で筋が収縮する収縮様式であり，運動を等速にするために特別な機器が必要である．

> 筋収縮様式：等尺性収縮➡アイソメトリックトレーニング
> 　　　　　　等張性収縮➡アイソトニックトレーニング
> 　　　　　　等速性収縮➡アイソキネティックトレーニング

　アイソメトリックトレーニングでは，強度が最大筋力の30％からトレーニング効果が認められるが，最大筋力の40％以上では効果が変わらないことが知られている．筋力発揮の持続時間は，最大持続時間の5％（約0.5秒間）以下では効果が得られないが30％（約3秒間）以上になると効果が得られる．また，実施頻度に関しては，週2回以上からトレーニング効果が得られる．アイソメトリックトレーニングは，胸の前で両手を合わせて押し合ったり，壁や棒などを利用して簡単に実施できるのが特徴である．

　アイソトニックトレーニングは大きくコンセントリックトレーニングとエキセントリックトレーニングに分類される．ダンベルを持ち上げるような運動がコンセントリックトレーニングであり，運動の速さを変えて行うことができるが，初心者がダンベルやバーベルを扱う時には安全面での注意が必要である．

　最近では安全なトレーニングマシンが開発され普及している．コンセントリックトレーニングでは，1回しか実施できない最大の負荷（1 RM：repetition maximum）を測定し，その負荷の65％程度の負荷で10回の運動を3〜5セット行うという方法が一般的である．運動中の筋への相対的負荷が一定になるように工夫されたトレーニングマシンを利用すると便利である．

　エキセントリックな収縮により発揮される筋力はアイソメトリックおよびコンセントリック収縮による筋力よりも大きいことが知られており，古くから関心が向けられている．しかし，一般的でないためトレーニング方法として強度，回数，セット数などは確立されていない．

　アイソキネティックトレーニングの特徴は，関節の可動範囲全域で最大筋力を発揮できることと，特定の速度でトレーニングできる点である．運動を等速にするための特別な機器（サイベックスマシンなど）を用いるが，速度や運動の範囲を調節できるため比較的安全にトレーニングを行うことができる．リハビリテーションの現場で機能回復のための方法として採用されている．

トレーニング方法は実施者の目的や条件によって異なるが，数種類の速度で10～30回の運動を5セット程度行うのが一般的である．

b．エンデュランストレーニング

エンデュランストレーニングは，全身持久力を高めるためのトレーニングであり，スポーツではマラソンやスキーのクロスカントリーの選手が主に実施している．種々のトレーニング法が考案されているが以下にLSDトレーニングとファルトレクトレーニングを紹介する．

LSDトレーニングのLSDはlong slow distanceの略で長い距離をゆっくりとしたスピードで走るトレーニングである．1分間の心拍数が最大（最高）心拍数の55～65％程度の運動強度で，運動を1～2時間継続する．競技選手だけではなく一般の人も実施できる運動強度である．このようなトレーニングにより，末梢循環系が改善され十分な酸素が供給されるようになるため全身持久力が高まる．

ファルトレクトレーニングは，野外の自然な地形（草原，森林，芝草地など）を利用して行われるトレーニングである．トレーニングは地形に応じて行われるため，スピードを変化させたり，走行と歩行を組み合わせたり変化に富んでいる．クロスカントリーの持久走トレーニングに類似している．自然環境下で行われるため，精神的にリラックスした状態で実施できるという特徴がある．

c．インターバルトレーニング

インターバルトレーニングは，運動と休息を交互に繰り返しながら行うトレーニング法である．このトレーニングでは，運動強度，休息時間，反復回数に注意しなければならない．トレーニング時の運動強度と休息期の運動強度は心拍数などで規定されるが，1つのトレーニング法として運動中の心拍数を170～180拍／分とし，休息中の心拍数が120拍／分以下にならないようにする方法がある．この場合，休息時間は個人差があるが45～90秒程度必要である．反復回数はトレーニング時間によって決まる場合が多く，全身持久力を高めたいのであれば20～30分以上のトレーニング時間が必要である．

d．レペティショントレーニング

　レペティショントレーニングは，インターバルトレーニングと類似しているが，一般には全力で運動が行われるため運動強度と休息時間が異なる．インターバルトレーニングでは主に有酸素的能力が高まるが，レペティショントレーニングは主に無酸素的能力の向上に役立つ．レペティショントレーニングの内容は，例えば300m全力疾走を15分間の休息をはさんで4回反復するというものである．レペティショントレーニングとインターバルトレーニング時の血中乳酸濃度の比較は図Ⅱ－23に示す通りであり，乳酸濃度に差がみられる．

e．コンバインドトレーニング

　コンバインドトレーニングは，改善したい機能別に行う個々のトレーニング種目を組み合わせたもので，サーキットトレーニングが代表的である．

　サーキットトレーニングは体力全体を向上させる場合に有効である．つまり，筋力，瞬発力，筋持久力，敏捷性，全身持久力などの改善を目的としてトレーニングを組み立てることができる．方法は各要素を高めるために必要な種目を休息を入れないで行うものである．種目間には休息を入れないが，一般には3サーキット程度行う．時間は10～30分程度が適当である．敏捷性を高めるのならば，1サーキットの時間を短くして素早く動く種目を入れ

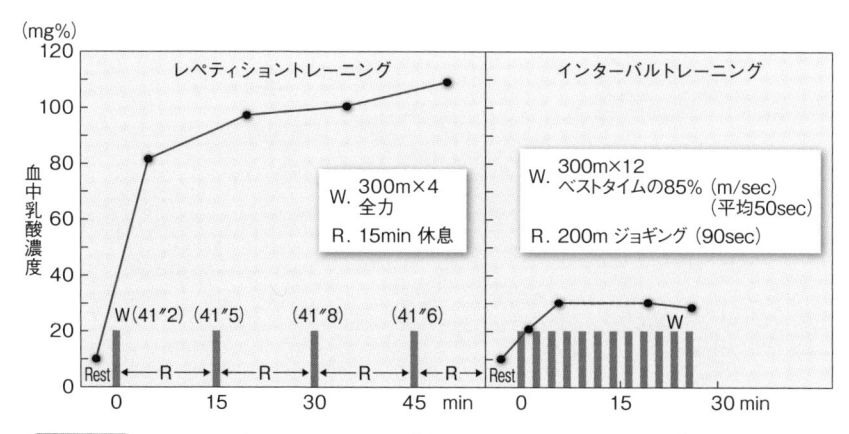

図Ⅱ－23　レペティショントレーニングとインターバルトレーニングにおける血中乳酸濃度の変化（W：運動，R：休息）（豊岡，体育の科学，28 (12), 879-883, 1978）

る必要がある．一方，全身持久力を高めるのであれば長いサーキットで行うべきである．サーキットトレーニングで頻繁に用いられる種目例のうち，器具類を使用しない種目例を表Ⅱ－7に，簡単な器具類を使用した種目例を表

表Ⅱ－7　器具類を使用しない種目例
(トレーニング科学研究会編，トレーニング科学ハンドブック，新装版，朝倉書店，p.71, 2007)

NO.	種目動作	種目名	鍛えられる筋	方法，注意点
1		両脚ジャンプ	大腿四頭筋 腓腹筋 ヒラメ筋 大殿筋	・飛び上がった時に両手を思いきって振り上げる ・着地した時は膝を十分に曲げてしゃがみこむ
2		仰臥位腰上げ	大腿四頭筋 腹直筋 広背筋	・AからBの姿勢に，できるだけ腰を上方に ・ゆっくりAの姿勢に戻す
3		両脚横上げ	大腿筋膜張筋 大内転筋	・身体がねじれないようにし，できるだけ高く上げる ・左右交互に
4		片脚横上げ	大腿筋膜張筋 側腹筋	・膝をしっかり伸ばし，片脚をできるだけ高く上げる ・両脚を交互に行う
5		スクワットスラスト	大腿四頭筋 大腿二頭筋 腓腹筋 腹直筋 上腕三頭筋	・敏捷性を調べるバーピーテストと同じ ・立位→かがみ込み→腕立伏せの姿勢
6		仰臥位伸展開閉脚	腹直筋 大腿四頭筋 大殿筋 広背筋	・A→Bの姿勢をとり，脚を伸ばしたBの姿勢のまま開脚，閉脚の動作を行う
7		上体曲げ	腹直筋 胸鎖乳突筋	・両手を背部で組み，上背部と頭部のみ起こす
8		上体起こし	腹直筋 大腿四頭筋	・膝を90°ぐらいにして，両手は頭のうしろで組む ・起こせない場合は途中で可
9		V字姿勢	腹直筋 大腿四頭筋	・両手を伸ばし，身体全体がVの字になるように
10		腕立屈伸	上腕三頭筋 三角筋 大胸筋	・いわゆる腕立伏せの動作

表Ⅱ-8 簡単な器具類を使用した種目例

(トレーニング科学研究会編, トレーニング科学ハンドブック, 新装版, 朝倉書店, p.72, 2007)

NO.	種目動作	種目名	鍛えられる筋	方法, 注意点
11		ステップ運動	大腿四頭筋 大殿筋 腓腹筋	・ある高さの踏台の昇り降りを連続して行う
12		背部伸展	広背筋, 大腿筋 大腿二頭筋	・ゆっくりした動作で行う
13		腰部伸展	広背筋, 大腿筋 大腿二頭筋	・ゆっくりした動作で行う
14		膝伸展	大腿四頭筋	・足首におもりをつけ, ゆっくりと足首を持ち上げる ・ゆっくりした動作で, 左右交互に
15		長座腕屈伸	上腕三頭筋 三角筋 大胸筋 僧帽筋	・2台のベンチを前後に置き, 足首と手で身体を支え, 肘関節の屈伸を行う ・大腿におもりをのせるとよい
16		捧上移動	上腕三頭筋 大胸筋 三角筋 広背筋	・平行棒上に両腕で身体を支え, 両腕で前後に移動する ・身体は直立姿勢を保つ
17		棒上腕屈伸	上腕三頭筋 大胸筋 三角筋 広背筋	・平行棒上で肘関節の屈伸運動を行う ・身体は直立姿勢を保つ
18		高鉄棒での腕屈伸	上腕二頭筋 大胸筋	・高鉄棒にぶら下がった状態から肘屈曲を行う, 屈曲はあごが鉄棒を越えるまで ・いわゆる懸垂運動
19		低鉄棒での腕屈伸	上腕二頭筋 大胸筋 三角筋	・腰・膝関節を伸ばして腕の屈伸運動を行う ・鉄棒の高さは胸ぐらいがよい
20		重り巻き上げ	浅指屈筋 手根屈筋 長掌筋	・短い棒のまん中にひもをつけ, その先端におもりをつけて両手で巻き上げる

Ⅱ-8に示した．種目の構成において，同種の筋群を使う種目を続けて行わないように注意する．

f．高所トレーニング

　高所は低酸素状態である．そのため，このような環境下で平地と同様なトレーニングを開始すると，はじめは生体に対する運動負荷が相対的に大きくなるため適応できず機能が低下するが，トレーニングを継続すると末梢組織に対する酸素運搬系機能を中心とした生理機能が次第に効率的に反応するようになる．これを高所順化と呼ぶ．全身持久力の指標である最大酸素摂取量は，高所でトレーニングを開始すると一時低下するが，後に回復し，平地に戻ると5％程度増加することが知られている．但し，効果には個人差があることも報告されている．低酸素状態を実験室的に作り出すことは可能であるが，このトレーニングはマラソン選手などを対象に行われており，一般には実施が困難である．

4 トレーニングマシンによるトレーニング

　マシントレーニングとは，種々の筋力トレーニングのために個々に開発された器具（マシン）を利用して行うトレーニングである．特徴は，各部位の筋力を独自の器具を用いて効率的に高めることができることや，安全設計がなされているため初心者にも利用しやすいことなどが特徴である．

　マシントレーニングの種類と使用方法について，ノーチラス社製のマシンを例に以下に紹介する（**写真Ⅱ-1**）．負荷の調節は共通してピンを差し込んで行う．2人組などでトレーニングを行うと効率がよい．

a．レッグ・エクステンション（写真❶）

　トレーニングの対象となる筋は大腿四頭筋である．負荷を設定しシートに座りシートベルトを締める．両手でシートの外側にあるハンドルを握り両足首をパットに合わせる．膝を支点にしてゆっくりと脚を伸展する．1秒間静止した後に元の位置までゆっくりと戻す．背中，後頭部をシートに密着させた状態で伸展を行い，反動を使わないようにする．

b．レッグ・カール（写真❷）

　トレーニングの対象となる筋は大腿二頭筋である．負荷を設定しベンチの上に伏臥位になりベンチの外側にあるハンドルを握る．膝の位置と足首の位置を調節する．膝の位置は必ずパットより下方になるようにする．膝を支点として脚をゆっくりと屈曲する．1秒間静止した後に元の位置までゆっくりと戻す．脚を屈曲するときに反動を使わないようにする．

c．スーパー・プルオーバー（写真❸）

　トレーニングの対象となる筋は広背筋である．負荷を設定しシートに座りシートベルトを締める．足元にあるフットペダルを押すことによりハンドルを下げることができる．パットに両肘を合わせて両手はハンドルを握る．肘から先の部分でハンドルを弧を描くようにして胸元までゆっくりと引いていく．1秒間静止した後にゆっくりと元の位置に戻す．

d．アーム・クロス（写真❹）

　トレーニングの対象となる筋は大胸筋である．負荷を設定しシートに座りシートベルトを締める．シートの高さは肩と肘の高さが水平になるように調節する．ハンドルを握り肘をパットに合わせてから両腕を同時にゆっくりと内側に閉じていく．1秒間静止した後にゆっくりと元の位置に戻す．背中をシートに密着させ両腕を閉じるときに反動を使わないようにする．

e．ラテラル・レイズ（写真❺）

　トレーニングの対象となる筋は三角筋と僧帽筋である．負荷を設定しシートに座りシートベルトを締める．シートの高さはカムの軸と肩が水平になるように調節する．肘の角度は90度に保つ．ハンドルを握り両肘を同時にゆっくりと側方に持ち上げていく．1秒間静止した後にゆっくりと元の位置に戻す．背中をシートに密着させ反動を使わないようにする．

f．マルチ・バイセプス（写真❻）

　トレーニングの対象となる筋は上腕二頭筋である．負荷を設定しシートに座る．シートの高さは肩と肘の高さが水平になるように調節する．カムの軸の延長線上に肘を置くようにする．ハンドルを握り両腕を同時に弧を描くようにしてゆっくりと巻き上げる．1秒間静止した後にゆっくりと元の位置に戻す．両腕を巻き上げるときに腰や肩の反動を使わないようにする．

g．マルチ・トライセプス（写真❼）

　トレーニングの対象となる筋は上腕三頭筋である．負荷を設定しシートに座る．シートの高さは肩と肘の高さが水平になるように調節する．カムの軸の延長線上に肘を置くようにする．パットの上に手のひらを合わせ両腕を同時に弧を描くようにしてゆっくりと押す．1秒間静止した後にゆっくりと元の位置に戻す．腰や肩の反動を使わないようにする．

　その他の代表的なトレーニング器具にはステーショナリーバイクがある．この固定式バイクを利用して有酸素運動あるいは無酸素運動を行い，各々有酸素性能力と無酸素性能力を高めることができる．

【参考文献】
Hettinger,Th.（著），猪飼道夫，松井秀治（訳）：アイソメトリックトレーニング．大修館書店，1970．
Jensen,R., Fisher,A.（著），小林義雄，奥田宣明（訳）：スポーツ・コンディショニングの科学．泰流社，1982．
村瀬智彦：第4章　ヘルスエクササイズの実際―7．フィットネス&コンディショニング．愛知大学名古屋体育研究室（編），ヘルスエクササイズの理論と実際．学術図書出版社，pp.75-82，2006．
トレーニング科学研究会（編）：トレーニング科学ハンドブック，新装版．朝倉書店，2007．
豊岡示朗：レペティション・トレーニングの理論と実際．体育の科学，28（12），879-883，1978．

① ② ③ ④

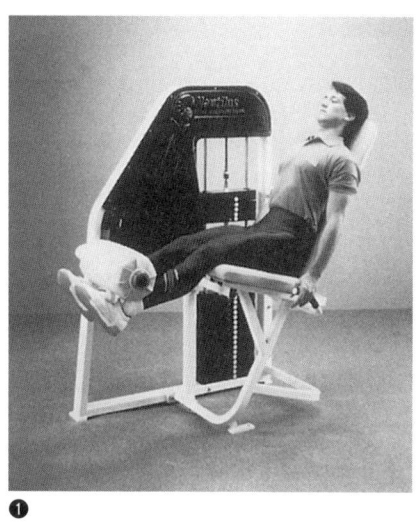

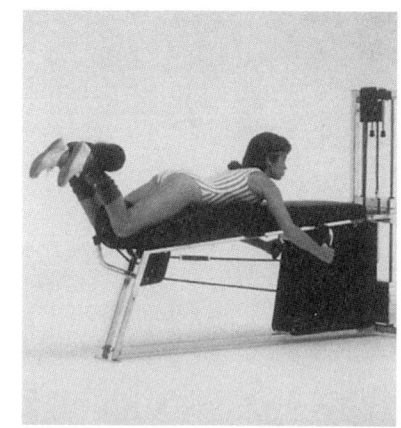

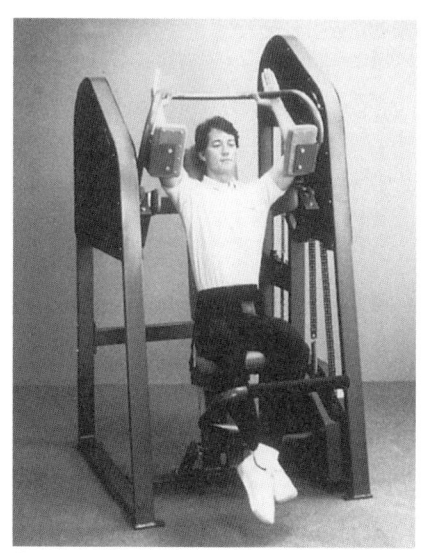

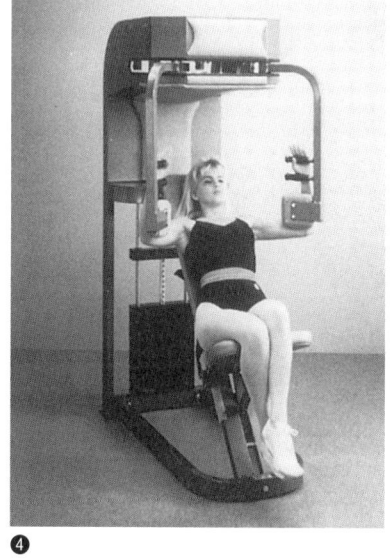

❺

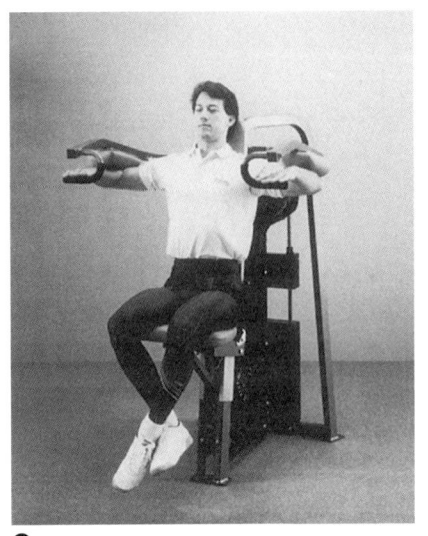

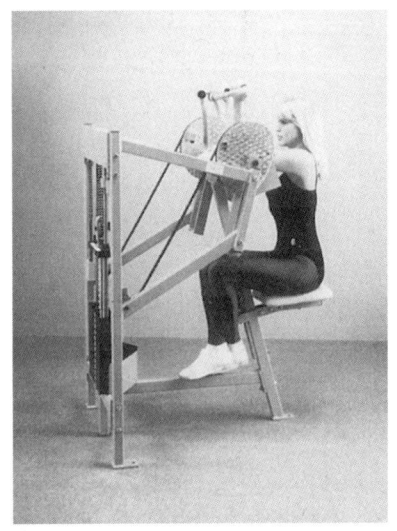

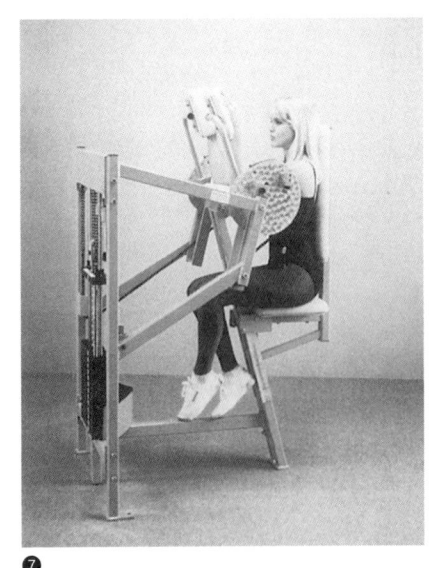

❻

❼

❶レッグ・エクステンション
❷レッグ・カール
❸スーパー・プルオーバー
❹アーム・クロス
❺ラテラルレイズ
❻マルチ・バイセプス
❼マルチ・トライセプス

写真Ⅱ-1　トレーニングマシン例
（写真：日本ノーチラス株式会社提供）

III

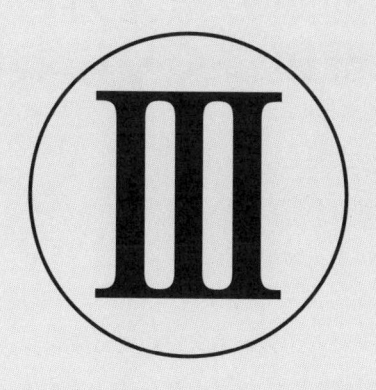

健康科学

　今日，心身ともに健全な生活を送る上でのスポーツ実践の重要性はますます高まってきており，誰でもが気軽に運動に親しめる「生涯スポーツ社会」の実現が目標とされている．国際的には，スポーツ・フォア・オール運動が繰り広げられている．このように運動やスポーツが健康にとって有益であることは理解されているが，実際に健康づくりのための運動を実施しようとすると「健康とは何か」「どのような運動をしたらよいのか」「どのようなスポーツがあるのか」といった疑問に直面する．第Ⅲ部では，実際の健康づくりに必要な基礎理論について解説する．

　また，中高年者を対象とした健康の維持増進を目的とする運動プログラムを作成する上で参考となる健康と体力との関係の程度の定量化を試みた著者らの研究成果も紹介する．

Ⅲ-1 健康の考え方と健康づくりにおける指針

健康という用語は日常会話において頻繁に用いられている．また，健康は大切かといった問いに否定的な回答をする人は少ない．しかし，健康とは何かと問われると考え込んでしまう人も少なくない．健康の考え方（定義）は国や年代などにより異なる．種々の健康の考え方について理解を深めるとともに，健康づくりに関する我が国の取り組みや指針を知ることは重要である．

1 健康とは

健康が重要であることは誰もが認めることであるが，健康とは何かと問われると正しく答えられない人も少なくない．回答の中には，自己の主観による「元気であること」「食事がおいしいこと」などが健康であると考えている人も多い．ここでは，古くから数多く提唱されている健康の定義のうち，一般的な定義，世界保健機関（WHO：World Health Organization）の定義，最近の新しい考え方に基づく定義の3種類の代表的な定義を紹介する．

一般的な定義は，辞書などに記されている定義であり「健康とは，肉体的・精神的な異常の有無から見た身体の状態で病気でない状態である」というものである．このような定義は，病気と健康を対立させた考え方に基づいており理解しやすい．つまり，病気を除去すれば健康になれることを意味し，逆に生まれながらにして肉体的・精神的な異常や欠陥がある場合には一生健康になれないことを意味する健康の考え方である．この定義によると，加齢とともに有病率が高くなるため健康でない人が増加することは避けられないことになる．

次に，世界保健機関（WHO）の定義を紹介する．この定義は1948年に定められた世界保健機関憲章の前文に記されており世界的に知られている．つまり「健康とは，単に病気や異常が無いというだけではなく，身体的にも，精神的にも，社会的にも完全に良好な状態である」というものである．身体

的側面のみならず，精神的側面と社会的側面を含めて健康を広く捉えようとした定義である．また，身体，精神，社会の3側面全てに完全に良好な状態という理想的な健康を定義したものである．健康の多面性を強調した定義であるが，完全に良好な状態が条件となるため，この定義によって健康と言える人は限られる．

以上の2つの代表的な定義は病気であるかどうかが大きな条件であり，いずれも身体的な異常や欠陥がある場合には健康とはみなされない．しかし，不幸にも先天的な身体的異常や欠陥を有する人はいる．そのような人たちを全て健康でないと言ってよいであろうか．逆に，身体的には障害もなく良好であるが，取り巻く環境に適応できず精神的に不安定な状態にある人を健康であると評価して良いのであろうか．さらに，病院に入院している全ての人が健康でないと言えるであろうかという疑問が生じる．このような疑問に対応する定義として，病気であることや異常であることを条件としない定義が提案されている．

その定義は「健康とは，環境に適応し，かつその人の能力が十分に発揮できるような状態である」というものである．ここでの環境とは外部環境（自然環境，生物学的環境，社会的環境など）のことである．そして適応するとは，その人の内部環境（体温調節など）における恒常性が維持され外部環境とバランスを保っている状態である．この定義では，病気として扱われる多少の身体的欠陥や異常を健康と切り離している．つまり，病気の存在は必ずしも健康の否定にはつながらず，病気であっても健康でありうる可能性を秘めた定義である．身体状況により差別することのない比較的新しい健康の捉え方である．

2 健康づくりにおける国の指針

健康づくりに関しては，ウエルネス（wellness）やフィットネス（fitness）といった用語が用いられるようになってきている．ウエルネスとは，運動・栄養・休養を中心に，自己のライフスタイルを健康なものに改善し，質の高い生活実践を行うことである．このことを目的とした行動をウエルネス行動と呼んでいる．一方，運動・栄養・休養のうち，特に運動により体力づくり

や健康づくりを行うことをフィットネスとして区別することがある．

　ウエルネスの考え方のもとでは，病気や虚弱な状態は否定されない．むしろ，自らがおかれた状態において最高の質の高い生き方を模索することが重要である．健康づくりの基礎となる運動・栄養・休養の3要素に関して注意することにより，日常生活の行動様式を変化させることが重要である．質の高い生活を求める流れは国際的にも生じており，国内でも健康づくりに関する指針が示されている．国の健康づくりに関する主な取り組みは以下に示す通りである．

a．健康日本21

　健康日本21（21世紀における国民健康づくり運動）は，21世紀の国民全てが健やかで心豊かに生活できる社会とするため，壮年期死亡の減少，健康寿命の延伸および生活の質の向上を実現するための2000年から2010年までの目標を設定した健康づくりを総合的に推進する国家的プロジェクトである．

　基本方針は，一次予防の重視（健康を増進し疾病発病を予防する），健康づくり支援のための環境整備（行政機関をはじめ保健医療機関，教育関係機関，マスメディア，企業など健康に関わる様々な関係者が連携し，個人が健康づくりに取り組むための環境を整備し総合的に支援する），目標の設定と評価（科学的根拠に基づき具体的な目標を設定し，成果を適切に評価する），多様な実施主体による連携の取れた効果的な運動の推進（広範な情報伝達手段などを活用し的確な情報提供を推進し，種々の特性を有する対象者の特性やニーズなどを把握しながら運動を効果的に推進する）などである．

b．健康増進法

　健康日本21を推進する過程で，施策として健康づくりや疾病予防に重点を置くためには法的基盤整備が必要であるとの認識が高まった．そのため，健康増進を図るための必要な措置を講じ，栄養改善も含めた国民の健康増進と国民保健の向上を目的とする健康増進法が平成15年5月に施行された．

　健康増進法には，国民健康・栄養調査の実施，生活習慣病の発生状況の把握，市町村による栄養相談や栄養指導，特定給食施設における栄養管理，公

共施設や多数の人が利用する施設の管理者に対して受動喫煙を防止する対策を講じることなどの内容が含まれている．

c．運動指針2006

運動指針2006（健康づくりのための運動基準2006）は，生活習慣病の予防やメタボリックシンドローム該当者の内臓脂肪減少などを目的とした運動量の基準値を示したものである．メタボリックシンドロームとは，内臓に過剰な脂肪が蓄積することにより糖尿病，高血圧，高脂血症などが同時に進行している状態で，近年，過食や運動不足を背景にして増加している．メタボリックシンドロームの診断基準においては，ウエストが男性85cm以上・女性90cm以上という簡易指標が知られている．

運動指針2006における身体活動量の目標は，週23エクササイズ（METs・時）の活発な身体活動（運動・生活活動）であり，その内，4エクササイズは活発な運動であることが好ましい．エクササイズは身体活動量の目標値を国民に広く理解してもらうために提案されたものである．身体活動における「運動」は，体力の維持向上を目的として計画的・意図的に実施する活動であるのに対し，「生活活動」は通勤・通学・家事・趣味などの活動を意味し両者が区別されている．例えば，1エクササイズに相当する運動は，軽いジョギング（10分），水泳（7～8分），バレーボール（20分）などである．また，1エクササイズに相当する生活活動は，歩行（20分），子どもと遊ぶ（15分），重い荷物を運ぶ（7～8分）などである．

以上のような運動指針を参考に定期的に運動を実践することは，生活習慣病の予防に貢献するだけではなく，最近，注目されている骨・筋肉・関節などの運動機能低下から生活の自立度が低くなり介護が必要な状態になる危険性が高い状態を示すロコモティブシンドロームの予防にも役立つ．

【参考文献】

Franks, B. D., Howley, E. T.(著), 窪田　登, 小沢治夫, 福永哲夫, Shang, W.(訳)：フィットネス・リーダーズ・ハンドブック. 大修館書店, 1994.

後閑容子, 蝦名美智子(編)：健康科学概論. 廣川書店, 1998.

池上晴夫：[新版]運動処方－理論と実際－. 朝倉書店, 1996.

保健科学研究会(編)：特集　健康増進法と健康日本21. 保健の科学, 45(8), 2003.

日本体育学会(編)：特集　メタボリックシンドロームと運動. 体育の科学, 56(7), 2006.

日本体育学会(編)：特集　新しい健康づくりのための運動基準・指針. 体育の科学, 56(8), 2006.

田畑　泉(編著)：メタボリックシンドローム解消ハンドブック. 杏林書院, 2008.

III-2 健康づくりと運動処方
―運動プログラムの作成―

　適度な運動が健康づくりに有益であることは広く認識されているが，実際に健康づくりを目的として運動を実施しようとすると，どのような運動が良いのか，どのような運動が適度なのかといった疑問が生じ，運動処方の基礎を理解していないと実践できない．ここでは，運動処方の考え方や基本条件，運動処方の内容，運動処方の手順などについて簡単に解説する．

1 運動処方の考え方

a．運動処方とは

　健康づくりのために運動の重要性が指摘されるようになってきた頃から，運動処方（療法）あるいは運動プログラムという言葉が頻繁に用いられるようになってきた．運動処方とは，ある目的のために（例えば，健康の維持増進を目的とした健康づくりのために）運動を実施しようとする時，その目的を達成するために最も適した運動の内容（運動プログラムの内容）を決めることである．具体的には，運動様式（種目），運動強度，運動時間，運動頻度（回数）などを決めることである．運動生理学やスポーツ医学の発展に伴い適度な運動とはどのような運動であるのかやその運動の効果などが明らかにされている．

b．運動処方の基本条件

　健康づくりのための運動処方を行う場合，次の基本条件に注意すべきである．1つ目は安全性に関することで，健康の維持増進を目的としているため危険を伴ってはならない．つまり，運動強度の上限や運動種目の選択において注意すべき点である．2つ目は，有効性に関することで，健康状態を改善するような効果が認められなければならない．トレーニング理論で示されている過負荷の原理，漸進性の原則，反復性の原則などに基づく効果が期待できる内容であるべきである．3つ目は，個別性に関することで，実施者の年

齢，運動経験，生活様式などの違いにより体力水準や健康状態における個人差があるため十分に注意しなければならない．特に加齢に伴い体力面での個人差が大きくなる傾向にあるため，中高年者や高齢者では特別な配慮が必要である．

2 運動処方の内容

単に運動をすることを指示しても，人によって運動に対する理解の仕方が様々であるため運動の内容は規定されない．したがって，具体的な運動について最低限度の内容を規定する必要がある．運動処方の作成においては，運動様式(種目)，運動強度，運動時間，運動頻度(回数)を決めなければならない．

a．運動様式

運動様式には，大筋(全身)を用いた有酸素運動で長時間行うことができる運動を採用することが望ましい．健康づくりのための運動処方では有酸素運動が用いられることが多い．この場合の運動様式としては，歩行，ジョギング，水泳，サイクリング，ローイング(漕艇運動)，縄跳などがある．

これらの運動に共通する点は，同じ動作が繰り返される点である．次の運動が予測できる反復可能な運動を採用することにより長時間継続して実施することができ，全身持久力を高めることが可能である．種々の運動の中から，実施者の運動に対する好み，運動経験，施設面での条件などを考慮して運動様式を決定すべきである．つまり，運動経験がない人がローイングを選んだり，プールが近くに無いような環境で水泳を選ぶことは適切ではない．

b．運動強度

運動強度は種々の方法で表される．心拍数と酸素摂取量は比例関係にあることから，実用的で理解しやすい方法は心拍数を利用した方法である．心拍数を利用した運動強度の表し方には最大(最高)心拍数(HRmax)をもとにパーセンテージで表す方法と最大心拍数と安静時心拍数を利用した心拍数予備による方法がある．最大心拍数の相対値で運動強度を求める式は以下の通りである．

$$\%HRmax = (運動中の心拍数／最大心拍数) \times 100$$

正確な最大心拍数は，例えば自転車エルゴメーターを使い連続漸増負荷法などを用いて運動強度を強めていき，これ以上心拍数が増加しないレベルでの心拍数である．なお，以下の式で最大心拍数を簡易に推定することができる．

$$最大心拍数(HRmax) = 220 - 年齢 \quad または \quad 210 - (0.8 \times 年齢)$$

アメリカスポーツ医学会（ACSM：American College of Sports Medicine）では，最大心拍数の60～90％（心拍数予備の50～85％に相当）が適度な運動強度の範囲であるとしている．

例えば，30歳の一般人の場合には最大心拍数が約190拍／分と推定され，適度な運動強度と言える目標心拍数の範囲は114～171拍／分程度である．運動実施状況や運動経験に注意する必要があり，初心者の場合は，初めのうちは運動強度の上限を少し低く設定することが望ましい．

運動強度の表し方には，他にエネルギー代謝率（RMR；relative metabolic rate）や自覚的運動強度（RPE；rating of perceived exertion）がある．それぞれの方法には特色がある．以下にRMRとRPEについて解説する．

RMRは，運動によって消費されるエネルギーが基礎代謝の何倍に相当するのかという原理に基づいている．式で表すと以下のようになる．なお，基礎代謝とは代謝に影響する身体内外の要因をできる限り取り除いたときの生命維持のためだけにエネルギーが消費されている状態での代謝のことである．

$$RMR = (運動時の代謝 - 安静時の代謝)／基礎代謝$$

RMRを用いると，運動強度のみならず日常的な作業の運動強度も簡単に数値で表すことができる．表Ⅲ－1は日常的な作業や運動のRMRを示したものである．RMRの特徴は，数値が1分間当たりのカロリー数とほぼ一致する点である．つまり，RMR 5の運動は毎分5kcalのエネルギーを余分に消費することを意味する．米国では代謝当量（METs；運動時の代謝／安静時の代謝）が用いられることが多い．METsは安静時代謝も含めた運動時の消

表Ⅲ-1 日常的な作業や運動のRMR

	運動・労作の種別	RMR 標準	RMR 範囲		運動・労作の種別	RMR 標準	RMR 範囲
日常生活	乗物　座っている場合	0.5	0.2~0.8	ランニング	走行（120m/分）	6.0	5.0~7.0
	〃　　立っている場合	1.0	0.5~1.5		〃　（140m/分）	7.0	6.0~8.0
	〃　　超満員で立っている場合	2.0	1.5~2.5		〃　（160m/分）	8.5	7.0~10.0
	〃　　自分が運転している場合	0.7	0.5~1.0		〃　（180m/分）	10.0	9.0~11.0
	入浴	2.0	1.5~2.5		〃　（200m/分）	12.0	11.0~13.0
	洗濯（電気）	1.0	0.5~1.5		〃　（220m/分）	14.0	13.0~15.0
	〃　（手）	2.0	1.5~2.5		〃　（240m/分）	16.0	15.0~17.0
	炊事	1.5	1.0~2.0		卓球	5.0	4.0~7.0
	掃除	2.0	1.5~2.5		バドミントン	5.0	4.0~7.0
	食事	0.5	0.3~0.6		テニス	6.0	4.0~7.0
	テレビ	0.2	0.1~0.3		ダンス（静かなダンス）	3.0	2.5~3.5
職業	会議	0.5	0.3~0.8		〃　（活発なダンス）	5.0	4.0~6.0
	講義（立位）	1.0	0.5~1.5		ソフトボール（守備・攻撃の平均）	2.5	1.5~3.5
	事務的作業	0.8	0.3~1.0		ピッチャー	3.0	2.0~4.0
	座位での軽作業（タイプ，パンチなど）	1.0	0.5~1.5		その他	2.0	1.5~2.5
	立位での軽作業（売子，理髪）	2.0	1.5~2.5		野球（守備・攻撃の平均）	3.0	2.5~4.0
	歩行を主とした軽作業（配達，集金）	3.0	2.5~4.0		ピッチャー	4.0	3.0~5.0
	自転車を主とした軽作業（配達，集金）	3.0	2.5~4.0		その他	2.5	2.0~3.0
	自動車を主とした軽作業（配達，集金）	1.0	0.5~1.5		ハイキング（平地，軽いリュック）	3.0	2.5~4.0
	軽い筋肉労働（草刈，園芸）	3.0	2.0~5.0		ハイキング（山地，軽いリュック）	4.5	3.6~6.0
	中等度の筋肉労働（大工）	4.5	3.0~6.0		登山（登り，重いリュック）	8.0	6.0~10.0
	強度の筋肉労働（土木，重量物運搬）	5.0	4.0~8.0	スポーツ	登山（下り，重いリュック）	5.0	4.0~5.0
歩行	歩行（勾配0%，スピード50m/分）	2.5	2.0~2.8		階段（昇り90段/分）	7.0	6.0~8.0
	〃　（〃　0%，〃　60m/分）	2.7	2.5~3.0		階段（下り90段/分）	3.0	2.5~3.5
	〃　（〃　0%，〃　70m/分）	3.0	2.5~3.5		階段（昇降90段/分）	5.0	4.0~6.0
	〃　（〃　0%，〃　80m/分）	3.5	3.0~4.0		縄跳（60~70回/分）	8.0	7.0~9.0
	〃　（〃　0%，〃　90m/分）	4.0	3.5~4.5		縄跳（70~80回/分）	9.5	8.0~11.0
	〃　（〃　0%，〃　100m/分）	5.0	4.5~5.5		縄跳（80~90回/分）	11.0	9.0~13.0
	〃　（〃　5%，〃　50m/分）	3.0	2.5~3.5		サイクリング　10km/時	3.0	2.5~4.0
	〃　（〃　5%，〃　60m/分）	3.5	3.0~4.0		サイクリング　15km/時	4.0	3.0~5.0
	〃　（〃　5%，〃　70m/分）	4.0	3.5~4.5		サイクリング　20km/時	5.0	4.0~6.0
	〃　（〃　5%，〃　80m/分）	5.0	4.0~6.0		サイクリング　25km/時	6.0	5.0~7.0
	〃　（〃　5%，〃　90m/分）	6.0	5.0~7.0		ラジオ体操	4.0	3.0~5.0
	〃　（〃10%，〃　50m/分）	4.0	3.5~5.0		徒手体操	4.0	3.0~5.0
	〃　（〃10%，〃　60m/分）	5.0	4.0~6.0		筋力トレーニング	5.0	4.0~7.0
	〃　（〃10%，〃　70m/分）	6.0	5.0~7.0		水泳（泳いだり遊んだり）	5.0	4.0~6.0
	〃　（〃10%，〃　80m/分）	7.5	6.5~9.0		水泳（遠泳，速さにより個人差大）	10.0	8.0~12.0
	散歩（40~60m/分）	2.5	2.0~3.0		水泳（競泳，速さにより個人差大）	15.0	12.0~17.0
	正常歩（70~80m/分）	3.3	2.5~4.0				
	急歩（90~100m/分）	4.5	3.5~5.5				

注：一般の人が普通に行った場合の値．スポーツ選手の場合には値は大きくなる傾向がある．

（池上，運動処方入門，山海堂，p.70, 2002）

表Ⅲ-2　自覚的運動強度（RPE）

6.			14.			
7.	very very light	非常に楽である	15.	hard	きつい	
8.			16.			
9.	very light	かなり楽である	17.	very hard	かなりきつい	
10.			18.			
11.	light	楽である	19.	very very hard	非常にきつい	
12.			20.			
13.	fairly hard	ややきつい				

(池上，[新版]運動処方，朝倉書店，p.181, 1996)

費エネルギーが安静時代謝の何倍に相当するのかを示したものである．RMRとMETsの対応関係は以下の通りである．

$$RMR = 1.20 \times (METs - 1) \quad METs = 0.83 \times RMR + 1$$

自覚的運動強度（RPE）は，運動時に自覚される主観情報に基づく方法で表Ⅲ-2のような判定表が示されている．RPEの特徴は，値の10倍がほぼ心拍数に相当するように工夫されている点である．RPEに関して熟練することにより，運動中の運動強度をリアルタイムに知ることができるようになる．

c．運動時間

運動量は運動時間と運動強度の積で求められることから，1日の必要運動量と運動強度が決定すれば計算によって運動時間を算出することが可能である．単純に，例えば1日の必要運動量が200kcalの場合，歩行（勾配0度，スピード100m／分）を運動として実施しようとすると，運動強度はRMR5（約5.0kcal）であることから運動時間は約40分必要となる．仮に，200kcalを全て脂肪を利用して消費することができれば，脂肪1gは9kcalの熱量を有するため（実際には体脂肪の熱量は水分や不純物を含むため異なるが），脂肪を約22g燃焼したことになる．

また，基礎代謝は年齢や体重によって異なる．したがって，正確な運動量はこれらの要因を考慮して算出する必要がある．次頁に示す式は年齢や体重の値を考慮した場合の運動量と運動強度・運動時間との関係を示したものである．この式に利用する性・年齢補正係数は表Ⅲ-3に示す通りである．

表Ⅲ-3 性・年齢補正係数

年齢	男	女	年齢	男	女
16	0.0188	0.0193	30〜39	0.0152	0.0171
17	0.0179	0.0188	40〜49	0.0154	0.0171
18	0.0174	0.0188	50〜59	0.0158	0.0163
19	0.0170	0.0188	60〜69	0.0162	0.0172
20〜29	0.0161	0.0188	70〜	0.0168	0.0186

(池上,運動処方の実際,大修館書店,p.159, 1993)

表Ⅲ-4 運動強度別の必要運動時間

%VO$_2$max	運動の強さ						1日の運動時間(分)
	心拍数						
	年齢						
	20〜	30〜	40〜	50〜	60〜	70〜	
50%(軽い運動)	130	125	120	115	110	105	30〜45
60%(やや強い運動)	144	138	132	126	120	114	20〜30
70%(強い運動)	158	151	144	137	130	123	15〜20

(池上,運動処方入門,山海堂,p.121, 2002.)

運動量(kcal)=運動強度(RMR)×性・年齢補正係数×体重×時間

例えば,1日の必要運動量が200kcal,運動様式に歩行(勾配0度,スピード100m/分,RMR5)を選んだ場合,20歳の体重60kgの男性と体重80kgの男性で算出される運動時間は,それぞれ41.4分と31.1分で運動時間に約10分間の差が生じる.このような差は体重差によるものである.

表Ⅲ-4は,運動強度別の必要運動時間を示したものである.運動強度を表わす年齢別の心拍数と運動時間との対応関係を理解することができる.

現実には,仕事や学校などの関係で十分な運動時間を確保することが困難な場合が生じる.運動時間の決定には個人の諸条件を十分に考慮する必要がある.ACSMでは有酸素運動ならば20〜60分行うことを勧めている.

d.運動頻度

運動様式,運動強度,運動時間を決めることにより1回の運動を実施することが可能であるが,健康づくりのための運動は継続して行われなければならない.そこで運動頻度を決める必要がある.図Ⅲ-1は運動の効果と疲労の蓄積の程度を模式図に示したものである.1週間に1回の頻度(a)では,次

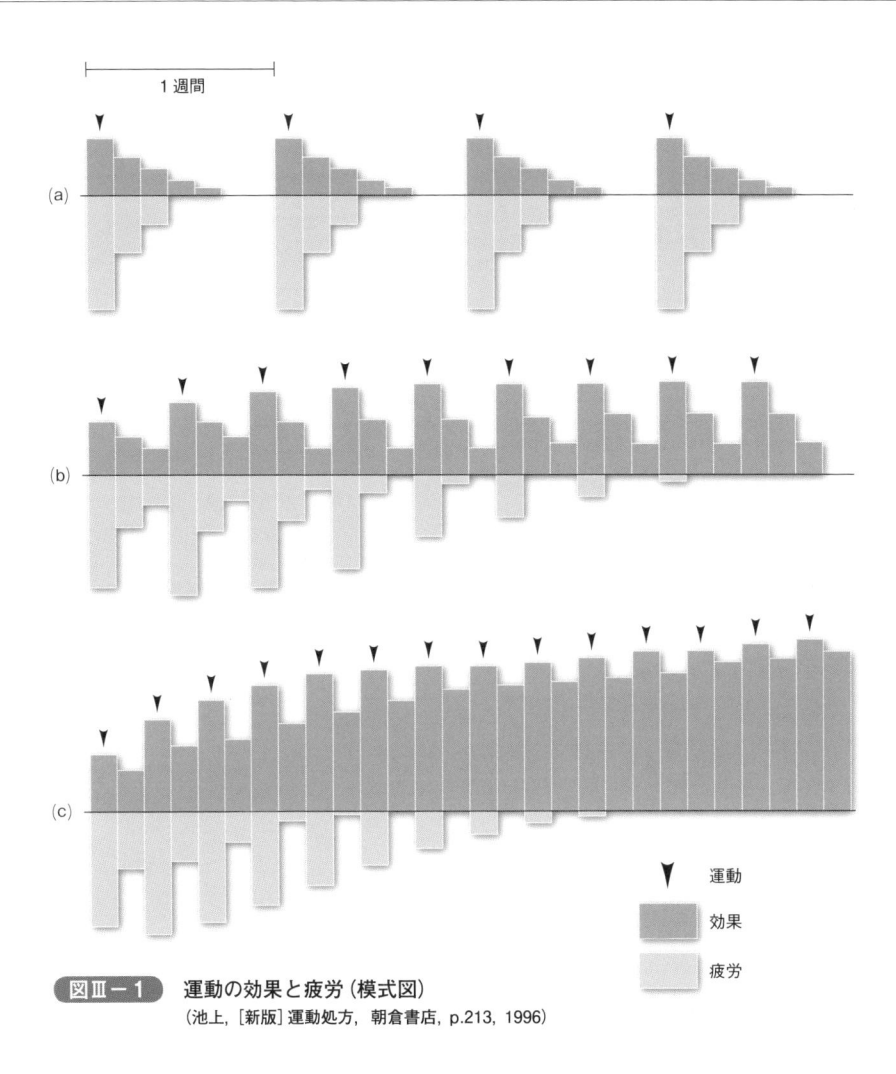

図Ⅲ−1 運動の効果と疲労（模式図）
（池上，[新版] 運動処方，朝倉書店, p.213, 1996）

の運動までに効果が蓄積されないため適切ではない．つまり，週1回では十分ではない．3日に1回の頻度(b)では，疲労は徐々に減少していき効果が少しずつ蓄積されていくことを示している．この頻度では効果が少し期待できる．2日に1回の頻度(c)では，疲労が徐々に減少するとともに効果の蓄積が徐々に大きくなり，3日に1回の場合よりも効果の蓄積が大きいことを示している．したがって，効果が期待できる運動頻度は週3〜4回以上である．運動頻度を週5回以上に増やすとさらに効果が期待できるが，疲労の蓄積が

大きくなると事故の原因となるため休息日を入れることが望ましい．但し，運動頻度は個人の諸条件によって制約されるため十分に検討して決定すべきである．

3 運動処方の手順

運動処方は所定の手順にしたがって交付されるべきである．運動処方の交付を受けるまでの過程において，例えば，運動負荷検査により運動中に異常が発見された場合には，運動を手段とした処方は適切ではない．以下に運動処方を作成・交付するまでの手順について解説する（図Ⅲ-2）．

a．医学検査（メディカルチェック）

はじめに身体の異常や疾患の有無を検査しなければならない．運動することが健康づくりに有効であるかどうかを評価する．続いて運動負荷検査や体力検査を行うことが可能かどうかの評価も行う．この段階で得られた医学的所見は運動処方の作成および運動の実施においての貴重な資料となる．医学検査の主な項目は，病歴・運動歴・健康状態，形態計測（身長，体重，体脂肪率など），心電図検査，血圧測定，肺機能検査，血液検査，尿検査などである．

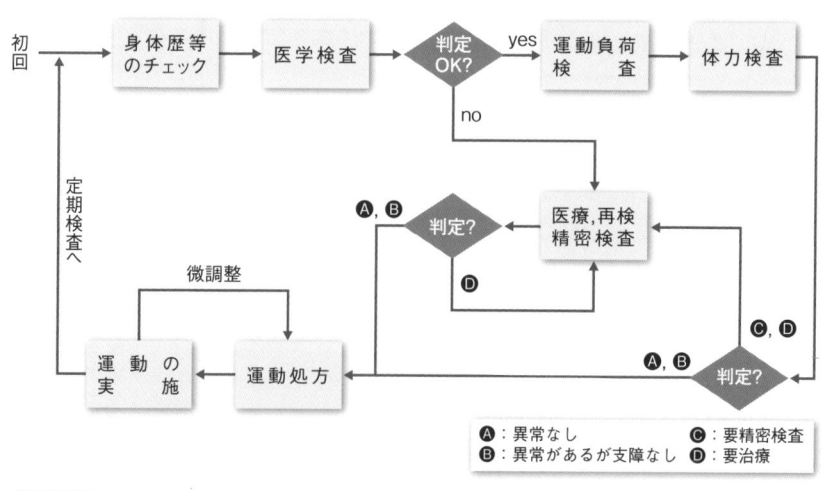

図Ⅲ-2　運動処方の手順（池上，運動処方，大修館書店，p.53, 1993）

Ⓐ：異常なし　　　　　　　Ⓒ：要精密検査
Ⓑ：異常があるが支障なし　Ⓓ：要治療

b．運動負荷検査

　実際に運動を実施してみて異常が発生しないかどうかを検査する．特に循環器系などの異常について検査する．トレッドミルや自転車エルゴメータを用いて負荷を変化させたときの酸素摂取量，心拍数，心電図，血圧などの変化から異常の有無を評価する．負荷を変化させる方法には，固定負荷法（一定負荷で行う方法），間欠漸増負荷法（休憩を入れながら負荷を増加させる方法），連続漸増負荷法（連続して段階的に負荷を増加させる方法）などがあり（図Ⅲ－3），一般には連続漸増負荷法が用いられる．

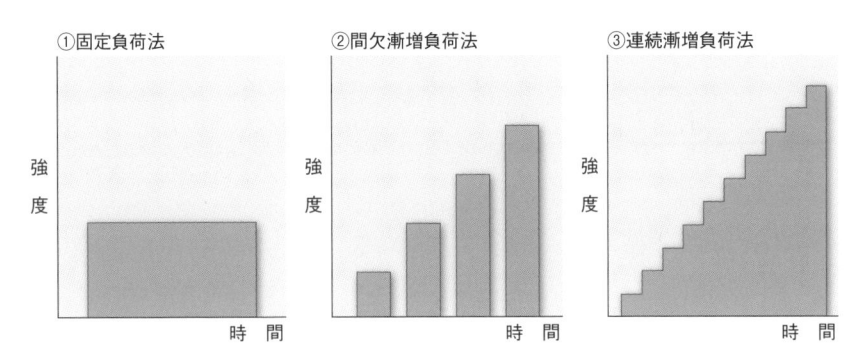

図Ⅲ－3　各種運動負荷法（池上，運動処方，大修館書店，p.65, 1993）

c．体力検査（体力テスト）

　体力検査は，各体力要素における体力プロフィールを知る目的で実施する．つまり，体力要素間のバランスや運動処方により強化すべき要素などを明らかにする．体力測定項目は第Ⅰ部に示した．測定項目は数多くあるため運動処方の目的に応じた項目を選択して検査すべきである．

d．運動処方の作成・交付

　以上のような手順により得られた検査結果から，運動の可否，運動強度に関する上限，1回の必要運動量などを決定し運動処方を作成する．運動処方の交付は本人と面接して行うことが望ましい．医学検査結果を知らせ注意事項があれば説明する．運動処方の内容についても十分に説明を行う．

e．再検査

　定期的に検査を行い運動の効果を評価する必要がある．効果がみられないなど問題点がある場合には運動処方の内容の再検討を行う．運動の効果の評価のみならず，実施状況の確認，動機づけなどの精神面でのケアも必要である．

【参考文献】
アメリカスポーツ医学会（編），日本体力医学会体力科学編集委員会（監訳）：運動処方の指針（原著第5版）．南江堂，1997．
朝比奈一男：運動とからだ．大修館書店，1986．
池上晴夫：運動処方の実際．大修館書店，1993．
池上晴夫：［新版］運動処方－理論と実際－．朝倉書店，1996．
池上晴夫：運動処方入門，山海堂，2002．
日本医師会（編）：運動療法処方せん作成マニュアル．日本医師会，1996．

Ⅲ-3 健康づくりと運動実践
―ニュースポーツの導入―

　健康づくりにおいては，前述した運動処方のほかに適度な運動強度のスポーツを実践することも有効である．近年，年齢・性別・体力水準などにあまり関係なく楽しめるニュースポーツが中高年者や高齢者の間で普及しつつある．高齢者が参加する全国健康福祉祭（ねんりんピック）には，ニュースポーツがいくつか採用されており熱戦が繰り広げられている（**写真Ⅲ－1**）．ここでは，ニュースポーツの特徴について解説するとともに，実際にニュースポーツを導入する際に参考となる代表的な種目の特徴と必要な用具などを紹介する．

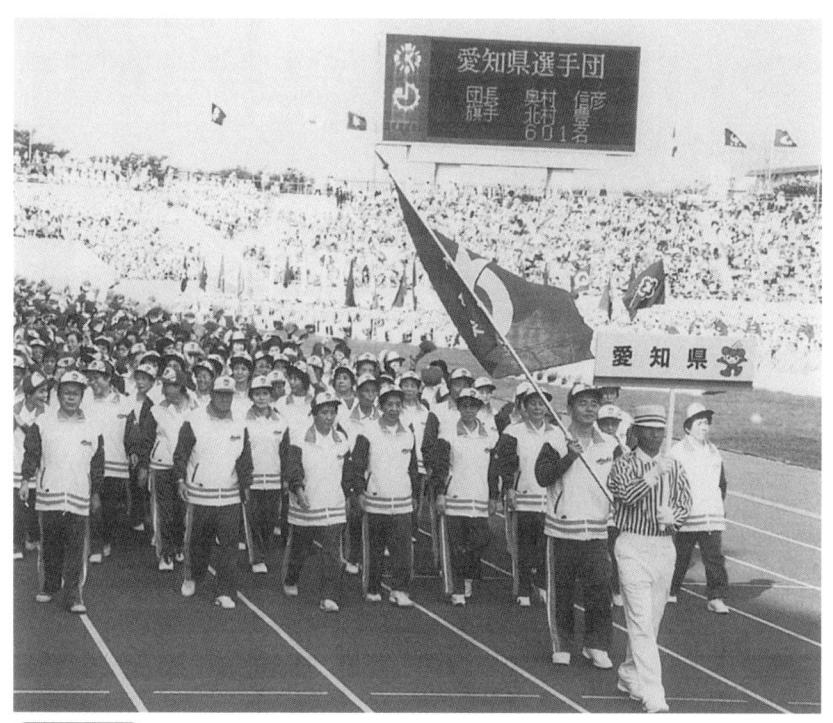

写真Ⅲ－1　高齢者の熱戦が繰り広げられるねんりんピックの開会式（中日新聞社提供）

1 ニュースポーツの特徴

a．ニュースポーツとは

　ニュースポーツとは，歴史が浅い新しいスポーツであると理解している人が多いがそれは正しくない．ニュースポーツとは，必ずしも歴史が浅いということではなく，競技中心に発展してきた近代スポーツとは異なる新しい考え方のもとに発展してきたスポーツのことである．そのため，長い歴史をもつスポーツもいくつかある．また，国内で考案されたニュースポーツも少なくない．

b．ニュースポーツの条件

　ニュースポーツの主な条件は，勝利にあまりこだわらないこと，いつでも・どこでも・誰でも手軽にできること（性別，年齢，体力水準，障害の有無に関係無く），共に楽しむことができることである．ニュースポーツは，このような条件をクリアするように工夫され考案されてきた．ニュースポーツでは健常者と身障者が同じルールのもとでゲームを楽しむことも多い．

c．ニュースポーツと健康

　運動することが健康づくりに有効であることは何度も強調してきたが，ニュースポーツを実践することと健康との関係をWHOの定義と関連させて考えると以下のようなことが言える．つまり，ニュースポーツで体を動かすことにより，適度な運動強度であることから身体的に良好な状態が保たれ，ニュースポーツを楽しむことにより精神的に良好な状態が得られる．さらに，ニュースポーツを通して社会参加することにより，地域での交流や新しい人との出会いが活性化され社会的に良好な状態を築くことが可能になる．

　　　　ニュースポーツで運動する　➡　身体的良好
　　　　ニュースポーツを楽しむ　　➡　精神的良好
　　　　ニュースポーツに参加する　➡　社会的良好

　以上のことから，健康づくりのためにニュースポーツを導入し実践することは多方面にわたり効果をもたらすと考えられる．ニュースポーツの1つで

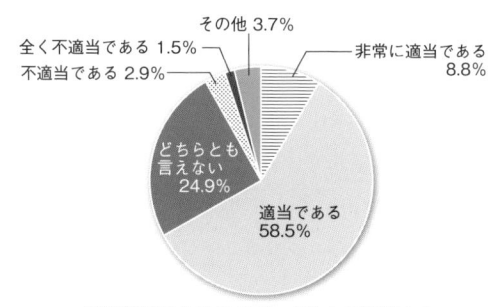

その他 3.7%
全く不適当である 1.5%
不適当である 2.9%
非常に適当である 8.8%
どちらとも言えない 24.9%
適当である 58.5%

健康管理のためのスポーツとして適当か？

図Ⅲ－4 フライングディスクの健康管理のためのスポーツとしての適性
(村瀬，愛知大学体育学論叢，7, 1-7, 1998)

あるフライングディスク（プラスチック製のディスクを用いて行う競技の総称）に関する調査結果（図Ⅲ－4）によると，実際にフライングディスクを楽しんだ人の3分の2以上が，このスポーツが健康管理のためのスポーツとして適当であると回答している．ニュースポーツには色々な種目が考案されているため，各個人の運動経験や興味関心の程度，施設などの運動環境に関する条件（用具が利用できるか，指導者がいるかなども），さらに地域性などを考慮して種目を選び，健康づくりの手段として導入していくことは有益であると考えられる．

2 ニュースポーツの紹介

現在，ニュースポーツは数多く存在する．国内で考案された種目も少なくない．国内で考案されたニュースポーツには，例えば，ゲートボール（北海道），グラウンドゴルフ（鳥取県東伯郡湯梨浜町），ターゲットバードゴルフ（埼玉県川口市），タスポニー（名古屋市），エスキーテニス（広島市），バスケットピンポン（和歌山県）などがある．以下に，種目内容に応じて4つに分類し，代表的なニュースポーツの特徴と必要用具などを紹介する．

a．バスケット・バレー・ハンドボール系

ネットボール　バスケットボールを女性向けに改良し，1897年（バスケットボールが考案された6年後）にイングランドで考案されたスポーツである．

特徴は，コートが3分割されており各プレーヤーの動く範囲が制限されるため運動強度が適度で長時間運動できるという点である．1チーム7人で，パスをしながら自陣のゴールポストにシュートをして得点を競う．難しい技術がないため初心者でも取り組みやすく，小学生から中高年者まで楽しむことができる．場所は屋内・屋外のどちらでもよいが，用具にはボール（サッカーボール5号球など）と専用のゴールポストが必要である．

　インディアカ　バレーボールに似たルールのもとで，2チームが羽根のついたボール（インディアカ）をネットを隔てて打ち合うスポーツである（写真Ⅲ－2）．このスポーツは，1936年にブラジルのインディアンが行っていた伝統的ゲーム「ペテカ」の用具とルールに改良を加えてドイツで考案された．インディアカの名称は「インディアン・ペテカ」を略したものである．特徴は，羽根のついたボールを素手で打ち合うため比較的簡単なことと，ボールのスピードが速くないため初心者がラリーを続けて楽しむことができる点である．熟練者になるとチームプレーやスピードのあるゲームを楽しむことができる．1チームは4人で，場所はバドミントンコートを利用して行う．ネットの高さは男子2m，女子1.8mである．インディアカと呼ばれる羽根つきのボールが必要である．インディアカを新入社員の研修の際に紹介している企業もある．また，運動中の心拍数は平均140拍／分程度である．バレーボールに似たニュースポーツには，他にソフトバレーボールやセパタクローなどがある．

　チュックボール　ハンドボールに似たスポーツで，1970年にスイスで考案されたスポーツである．ボールがネットに当たった時の音が「チュック」と聞こえたことから，この名称が付けられた．特徴は，攻撃側のプレーヤーのパスやシュートなどの全てのプレーを妨害することが禁止されているため初心者でも自由にパスやシュートを行うことができることや，ゴールのかわりにトランポリンのようなネット（約90×90cm）を用い，ネットにシュートした時に跳ね返ったボールを相手チームがキャッチできないようにシュートする点である（写真Ⅲ－3）．場所は，屋内・屋外のどちらでもよく，1チーム9人（2ネットの場合）または6人（1ネットの場合）でゲームを行う．ボール（ハンドボール3号球など）とチュックボール専用ネットが必要である．

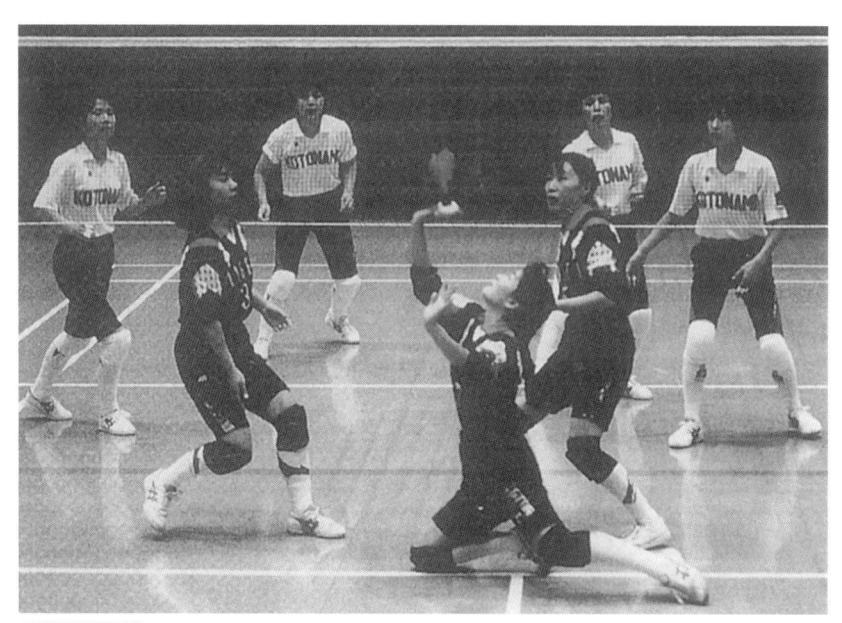

写真Ⅲ−2　インディアカ（清水，紺野編，ニュースポーツ百科［新訂版］，大修館書店，p.34, 1997）

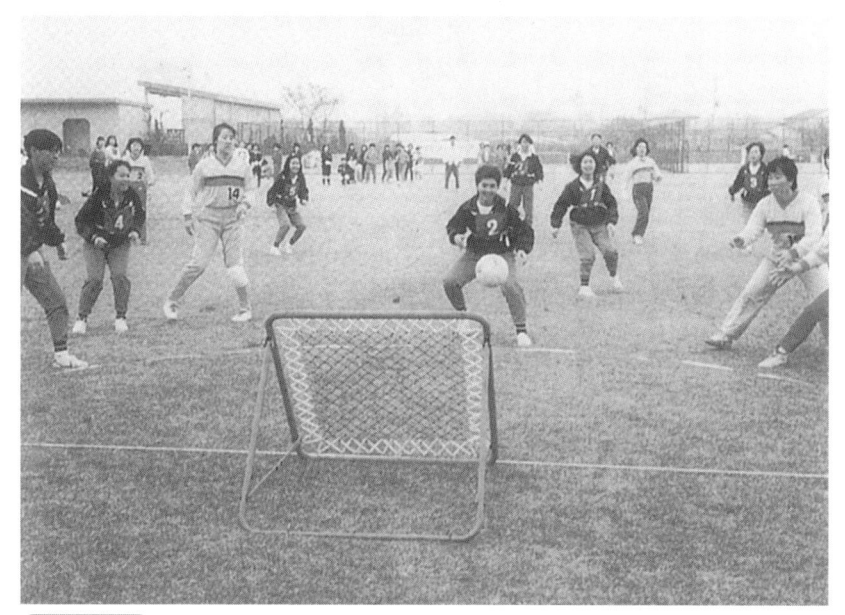

写真Ⅲ−3　チュックボール（清水，紺野編，ニュースポーツ百科［新訂版］，大修館書店，p.134, 1997）

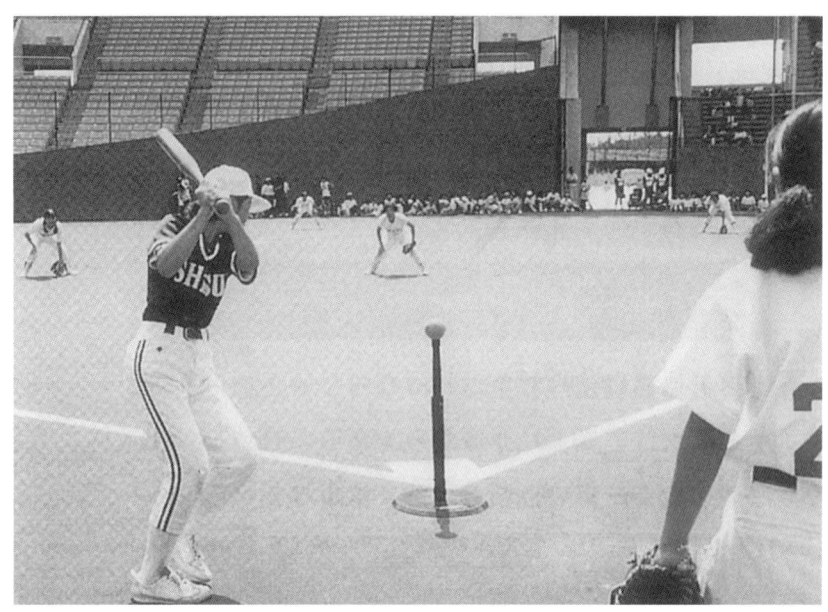

写真Ⅲ-4　ティーボール（清水，紺野編，ニュースポーツ百科［新訂版］，大修館書店，p.206, 1997）

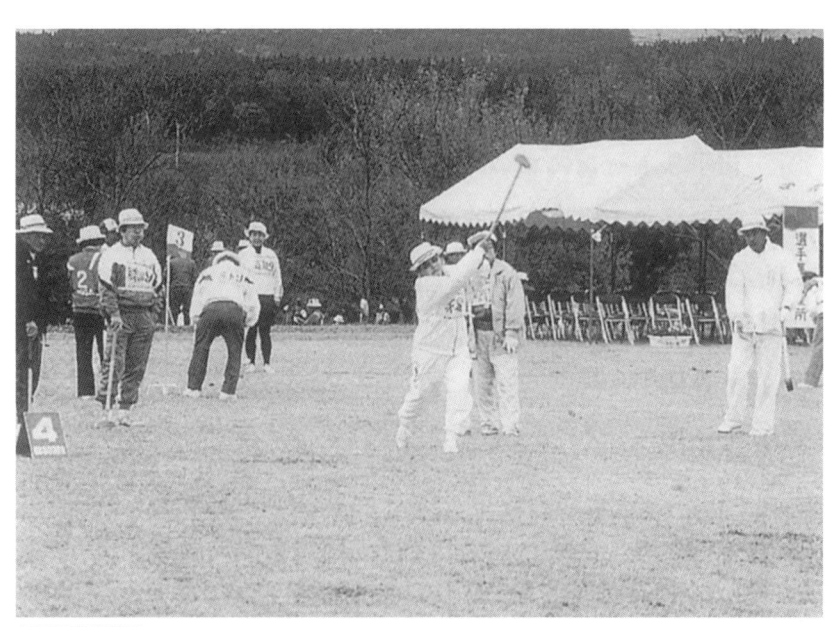

写真Ⅲ-5　グラウンドゴルフ（清水，紺野編，ニュースポーツ百科［新訂版］，大修館書店，p.174, 1999）

b．野球・ソフトボール系

ティーボール　野球やソフトボールに類似したスポーツで，アメリカやオーストラリアで発展してきた．特徴は，投手がおらず打者は本塁プレート後方にあるバッティングティー上に静止したボールを打つため(写真Ⅲ－4)，初心者でも打つ楽しみを味わうことができることや，打つ機会が多いため守備側もボールを捕球したり送球する機会が多い点である．1試合の時間が20～30分であるため運動時間や運動量が適度である．小学生，女性，中高年者の間で普及している．ゲームを行うには広い場所が必要である．用具には，バッティングティー，バット，グラブ，ミット，ボールが必要である．

　野球やソフトボールと類似するニュースポーツには，他に14インチ・スローピッチ・ソフトボールやカンガクリケットなどがある．

c．ゴルフ系

グラウンドゴルフ　ゴルフの用具やルールを参考にして，1982年に鳥取県東伯郡泊村(現，湯梨浜町)で考案されたスポーツである．新聞やテレビなどの報道により全国的に知られるようになり普及している．特徴は，高度な技術を必要としないため年齢や性別に関わらず誰でも同じ条件でプレーすることができ，小学生，高齢者，車椅子の身障者が一緒に楽しむことができる点である(写真Ⅲ－5)．広場などを利用してコースを設定しゲームを行う．ホールインワンをすると合計打数から3打マイナスになるなどルールが工夫されている．人数には制限がない．用具には，ボール，クラブ，ホールポストが必要である．

ゲートボール　ゲートボールはクロッケーをヒントに1947年に北海道で考案されたスポーツである．ボールを通過させる用具が門の形をしていることからゲートボールと命名された．1970年頃から高齢者のスポーツとして普及してきた．特徴は，スティックでボールを打ちゲートを通過させ，最後にゴールポールにボールを当てることやゲートを通過するごとに得点が与えられるチームゲームである点である．ボールを打つ技術が簡単であるため初心者にも取り組みやすいスポーツであるが，熟練者になると高度な技術，戦略，チームワークが必要となる．平坦な場所を利用して5人1組の2チームで

ゲームを行う．用具として，ゲート，ゴールポール，スティック，ボールが必要である．

　ディスクゴルフ　ディスク（プラスチック製の円盤）を用いてゴルフと同じようなルールで行うスポーツであり，フライングディスクの中の公認種目である（写真Ⅲ－6）．フライングディスクは，アメリカで考案されたスポーツでプラスチック製のディスクを用いて行うスポーツの総称である（公認種目は10種目）．ディスクゴルフの特徴は，自然の地形を利用したコースで専用のゴールに何投で入れられるかを競う点である．子どもから高齢者まで楽しむことができる．ディスクの飛行特性を利用して色々なアプローチが楽しめる．場所は，森林や起伏に富んだ広い公園などを利用する．用具には，チェーンのついた専用ゴール，ディスク，マーカーディスクが必要である．

d．テニス・卓球系

　タスポニー　1981年に愛知県名古屋市内のYMCAで考案された素手でスポンジボールを打ちあうテニスに似たスポーツである．特徴は，限られたスペースでゲームを行うことができ，スポンジボールを用いて安全にできることである．ゲームが簡単で初心者が取り組みやすい．また，高齢者用のシルバータスポニーも考案されている．通常は室内においてテニスコートの約4分の1の広さのコートでシングルスまたはダブルスのゲームを行う．用具には，タスポニー用ボール（スポンジ製），ネット，支柱が必要である．

　エスキーテニス　広島市に原爆が投下された後の1947年に考案されたスポーツである．原爆投下で廃虚と化した広島で子どもたちが焼け残った板切れと手作りのボールを打ち合って遊んでいたのをヒントに考案された．特徴は，比較的狭いスペースで行うことができ，木製のラケットで羽根のついたゴルフボールと同じ位の大きさのスポンジボールをネット越しに打ち合う点である（写真Ⅲ－7）．運動量が適度で幅広い年齢層で楽しむことができる．場所は屋外・屋内のどちらでもよく，コートの広さは8×4m，ネットの高さは約50cmである．用具には，ラケット，ボール，ネット，支柱が必要である．

　テニスや卓球に類似したニュースポーツには，他にバスケットピンポン，バウンドテニス，パドルテニス，ラケットボールなどがある．

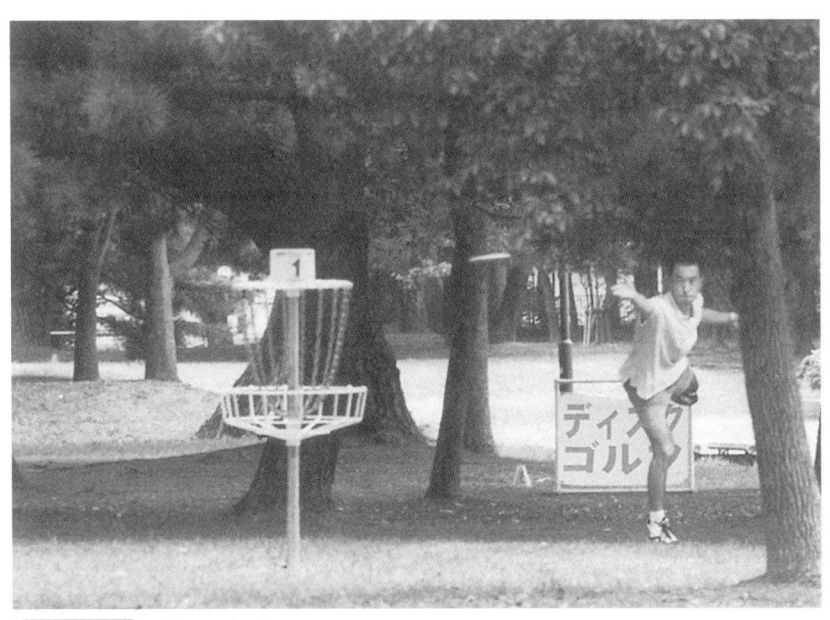

写真Ⅲ-6　ディスクゴルフ（愛知県フライングディスク協会提供）

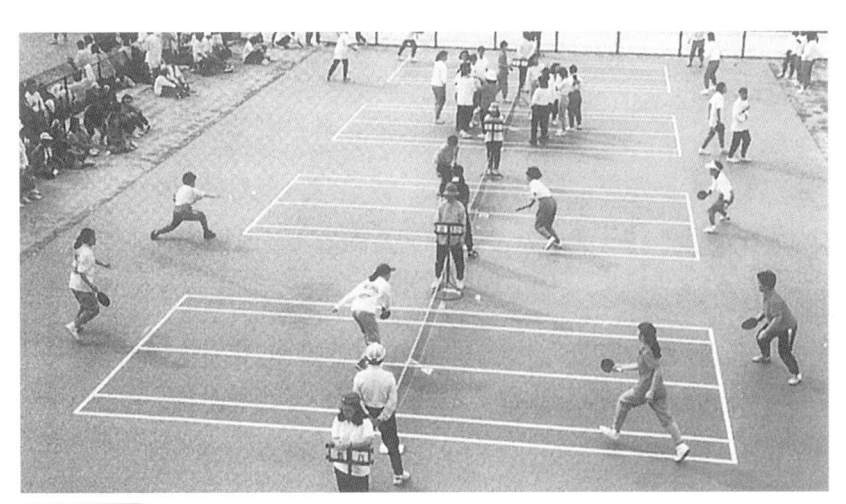

写真Ⅲ-7　エスキーテニス（清水，紺野編，ニュースポーツ百科［新訂版］，大修館書店, p.16, 1999）

e．サッカー・アメリカンフットボール系

フットサル(ミニサッカー)　南米やヨーロッパにおいて主に5人制で行われていたミニサッカーのルールが統一されて誕生したスポーツである．特徴は，11人制サッカーと比べると場所が狭いことで，少人数のため個々のプレーヤーの攻守の機会が多く，ボールに触れる回数が多い点である．小学校の授業にも採用されている．場所は屋内・屋外のどちらでもよい．コートの広さは15〜25×25〜42mであり，1チーム5人でゲームを行う．用具には，ボール，ゴール(ハンドボール用ゴールで代用できる)が必要である．

アルティメット　フライングディスクの公認種目の1つで，プラスティック製のディスクをパスしながらアメリカンフットボールに似たルールのもとで得点を競うスポーツである．特徴は，ディスクの投げ方を習得すれば初心者でも楽しむことが可能なことや，運動中の運動強度が比較的高い点である．国内では学生の間で普及している．場所は屋外で行う．コートの大きさは100×37mで，1チーム7人でゲームを行う．用具にはディスクが必要である．

f．その他

　その他のニュースポーツとしては，ボール以外のものを用いてターゲットを狙うスポーツ(シャッフルボード，ユニカール，フライングディスク・アキュラシーなど)，スティックとボールを用いたスポーツ(ピロポロ，ユニバーサルホッケーなど)，格闘に似たスポーツ(カバディ，綱引きなど)などがある．

【参考文献】
一番ヶ瀬康子(監)，馬場哲雄(著)：生涯スポーツのさまざま．一橋出版，1997．
メトロポリタン出版部：初耳スポーツカタログ．星雲社，1993．
村瀬智彦：フライングディスクの大学体育における教材としての特性．愛知大学体育学論叢, 7, 1-7, 1998．
村瀬智彦：第4章　ヘルスエクササイズの実際−8．フライングディスク．愛知大学名古屋体育研究室(編)，ヘルスエクササイズの理論と実際．学術図書出版社，pp.83-90, 2006．
日本フライング・ディスク協会(編著)，江橋慎四郎(監)：フライング・ディスクのすすめ〔改訂版〕．ベースボール・マガジン社，1991．
清水良隆，紺野　晃(編)：ニュースポーツ百科〔新訂版〕．大修館書店，1997．
庄司節子(編著)，秦　真人，村瀬智彦：健康スポーツと環境．不昧堂出版，2006．

Ⅲ-4 健康と体力との関係
—関連する研究成果の紹介—

　古くから健康（状態）と体力（水準）との間には何らかの関係があることが指摘されてきた．そのため，特に健康と関連の高い体力要素という意味での健康関連体力(health-related physical fitness)という用語が用いられている．しかし，国内外の研究を調べてみると，どの程度関係があるのか，どの体力要素が健康と関連が高いのかについては十分に検討がなされてこなかった．

　著者らは，健康増進施設の医師，健康運動指導士との共同研究により，運動プログラムを作成する上で必要となる中高年者の健康と体力との関係の程度の定量化を試みる機会を得た．以下に，これらの初期の研究成果を紹介する．

1 健康と体力との関係の程度の定量化

a．研究目的

　体力は第Ⅰ部で説明したように複数の要素から構成されている．体力の全体像を評価するためには多くのテストを選択し多次元的に体力を把握する必要がある．一方，健康は既に説明したように状態として理解されており「健康である，健康でない」といった評価が行われ，総合的な健康状態の程度を数値で表すことは難しい．このような性質の違いが両者の間の関係の程度を定量化することを困難にしている．しかし，運動指導の現場では各個人の年齢・性別に応じた運動プログラムを作成する必要があり，健康と体力とはどの程度関係があるのか，健康を維持増進するために体力のどの要素の向上を目指した運動を行うべきかを明らかにする必要がある．そのため，多変量解析の1つである重判別分析法という手法を用いて両者の関係の程度の定量化を試みた．

b．研究方法

　研究に参加した対象は，30～69歳の中高年者男女合計889名（男性429名，女性460名）であった．各中高年者は医学検査と体力測定の両方に参加した．

医学検査では，身体計測，血圧測定，胸部X線検査，心電図検査，肺機能検査，血液一般検査，血液生化学検査，運動負荷試験を行った．体力測定では，身長，体重，BMI (body mass index)，体脂肪率，握力，長座体前屈，閉眼片足立ち，光刺激による全身反応時間，上体起こし，最大酸素摂取量の10項目を測定した．医師が健康状態の評価を医学検査の結果に基づき5段階で行い，その評価から健康群（上位2段階）と治療群（下位2段階）に分類した（2群の差を明確にするため，中間の評価を受けた者は分析に用いなかった）．医師の健康状態の評価に基づく2群を10項目の体力測定の結果と年齢から正しく判別することを目的とした式（関数）を重判別分析法を用いて求めた．この式の精度が高ければ健康と体力との関係は高いことになる．健康群と治療群の2群の関係を模式的に示したのが図Ⅲ－5である．

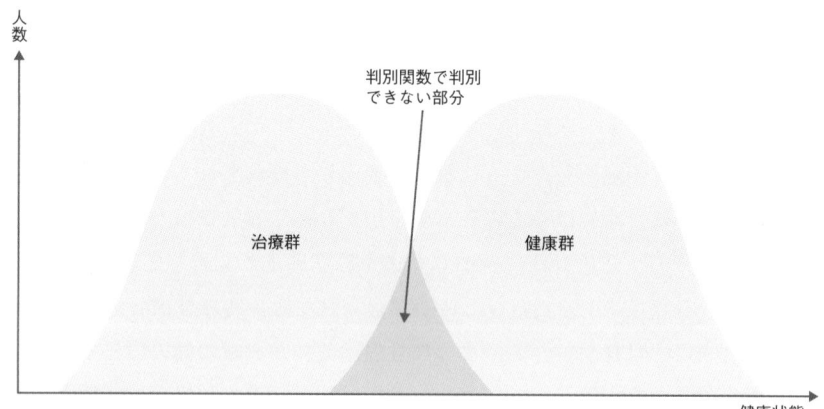

図Ⅲ－5 健康群と治療群との関係（佐藤他，体力科学，45, 357-364, 1996）

c．研究結果

重判別分析法を用いて算出された式（表Ⅲ－5）の精度から評価すると，体力測定の結果と年齢からある程度の確率で健康状態を正しく判別することができることが明らかになった．つまり，重判別分析から得られた正判別確率（医師の評価と算出式による評価が一致する割合）は男性70.2％，女性68.2％であった．それぞれ異なる検査や測定による独立した健康と体力であるが，10人中約7人の割合で体力測定の結果と年齢から健康状態を知ること

表Ⅲ−5 健康群と治療群を判別する式

男性用	女性用
Y = 　0.01389×身長(cm) 　　＋0.04192×体重(kg) 　　−0.26906×BMI 　　＋0.04465×体脂肪率(%) 　　＋0.00294×握力(kg) 　　＋0.01191×長座体前屈(cm) 　　＋0.00674×閉眼片足立ち(秒) 　　−0.41160×全身反応時間(秒) 　　＋0.07144×上体起こし(回／30秒) 　　＋0.03329×最大酸素摂取量(mℓ/kg/分) 　　−0.00921×年齢(歳) 　　−2.00566	Y = 　0.38014×身長(cm) 　　−0.56921×体重(kg) 　　＋1.09897×BMI 　　＋0.01256×体脂肪率(%) 　　−0.01182×握力(kg) 　　＋0.02664×長座体前屈(cm) 　　＋0.00548×閉眼片足立ち(秒) 　　−1.97981×全身反応時間(秒) 　　＋0.04226×上体起こし(回／30秒) 　　＋0.01482×最大酸素摂取量(mℓ/kg/分) 　　−0.03414×年齢(歳) 　　−53.39399

(佐藤他，体力科学，45，357-364，1996)

がある程度可能であることが示された．つまり，男女とも同様に健康と体力との関係の程度は比較的高いことが明らかになった．したがって，健康づくりにおいて体力面での向上を目標とする運動を実施することは有効であると考えられる．

　健康と体力との関係の程度を数値で示すことができるようになったため，健康度と体力要素との関係や加齢変化などの検討が可能になった．

　なお，表Ⅲ−5の式に体力測定の結果と年齢を代入することにより自己の健康状態を簡易に知ることができる．Yの値が0以上の場合には健康群に属することを意味し，0未満の場合には治療群に属することを意味する．健康状態の判定は医師によることが原則であるが，このような数値は大きい方が健康状態が良好なことを意味するため，健康づくりの目標値として利用できる．

2 健康状態と関連の高い体力要素

a．研究目的

　実際に運動プログラムを作成しようとすると健康と体力との関係の程度を数値で表すだけでは不十分である．体力は複数の要素から構成されているため，どの体力要素が健康とどの程度関係があるのかを明らかにする必要がある．重判別分析により算出された式から各個人の健康状態を数値で表すことが可能になったため，健康状態と各体力要素との関係の程度（貢献度）を検討した．

b．研究方法

前述のように健康と体力との関係を定量化するために重判別分析法を用いたところ，得られた重判別関数が十分に利用できる可能性が示唆された．そのため，この重判別関数を用いて各中高年者の健康状態を得点で表し，健康状態を表す得点と体力測定の成績および年齢との相関係数を求めた．相関係数は2つの要因の間の関係の程度を表すもので，値の絶対値が1に近いほど関係の程度が高いことを示す．0.5は中程度の関連があることを示す．

c．研究結果

初期の研究によって明らかになった健康状態と各体力要素（測定項目）との関係の程度（相関係数の絶対値）は図Ⅲ－6に示す通りである．男女とも年齢の値が高いが，これは加齢とともに有病率が高くなり健康な人が減少していくことを示唆しているものと考えられる．男性では上体起こしと最大酸素摂取量の値が高い．これは，中高年男性では筋持久力と全身持久力が健康状態に特に関係していることを示している．一方，女性では体重，BMI，上体起こしに比較的高い値が認められた．中高年女性では体重や体格に加えて筋持久力が健康状態の変化に関連が高いことを示している．つまり，男性では日常生活において持久的な作業が以前より困難になるなどの変化があらわれた場合には，健康状態も悪い方向に変化している可能性が推測される．女

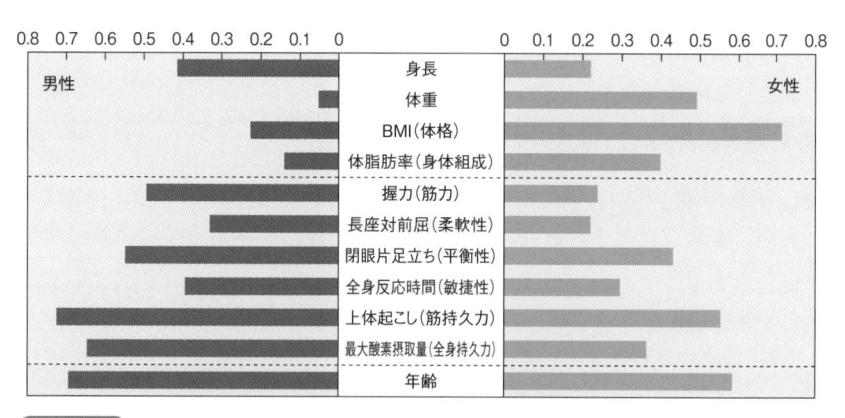

図Ⅲ－6　体力測定項目（体力要素）と健康状態との関係の程度
（佐藤他，体力科学，45，357-364，1996）

性では体重増加による体格の変化や持久的作業能力の低下が健康状態の悪化と関連していることが推測される．健康状態に対する各体力要素の貢献度は男女で異なることから，運動プログラムも性差を考慮して作成されるべきである．

また，男女あるいは年齢段階によって健康状態に対する各体力要素の貢献度が異なることが推測される．現在では，性別および年齢段階別の詳細な分析が進み，健康と体力との関係の程度が定量化されたことにより，両者の関係の程度に着目して，体力測定値や簡易な医学検査結果から健康状態を推定する推定式の作成に関わる研究などが行われている．

【参考文献】

村瀬智彦，佐藤敏郎，小林由樹：中高年男性における健康と体力との関係及び健康度に対する各体力構成要素の貢献度の定量化．明治生命厚生事業団・第12回健康医科学研究助成論文集，166-171，1997．

佐藤敏郎，村瀬智彦，藤井輝明，岩尾 智，小林由樹，佐藤祐造：中高年者における健康と体力との関係．体力科学，45(2)，357-364，1996．

佐藤敏郎，村瀬智彦，小林由樹：中高年女性における健康と体力との関係及び各体力構成要素の貢献度．体力科学，47(4)，411-420，1998．

佐藤敏郎，村瀬智彦：簡易な医学・体力検査結果に基づく中高年者の健康状態の推定式の作成．東海保健体育科学，20，85-92，1998．

佐藤敏郎，村瀬智彦，小林由樹，田中喜代次：体力測定結果に基づく中高年女性の健康状態の判別に関する検討．日本生理人類学会誌，6(1)，11-16，2001．

Sato, T., Demura, S., Murase, T., Kobayashi, Y.：Quantification of relationship between health status and physical fitness in middle-aged and elderly males and females. Journal of Sports Medicine and Physical Fitness, 45, 561-569, 2005.

Sato, T., Demura, S., Murase, T., Kobayashi, Y.：Contribution of physical fitness component to health status in middle-aged and elderly males. Journal of Physiological Anthropology, 25, 311-319, 2006.

Sato, T., Demura, S., Murase, T., Kobayashi, Y.：Contribution of physical fitness component to health status in middle-aged and elderly females. Journal of Physiological Anthropology, 26, 569-577, 2007.

Sato, T., Demura, S., Murase, T., Kobayashi, Y.：Estimation equation for the evaluation of the health status of middle-aged and elderly individuals based on the results of physical fitness tests: a proposal for use as an initial screening test. Human Performance Measurement, 6, 1-9, 2009.

付録

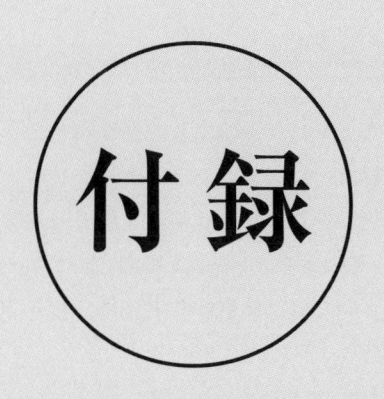

新体力テスト
(文部科学省)

6〜11歳対象
12〜19歳対象
20〜64歳対象
65〜79歳対象

新体力テスト（6歳〜11歳）　　　　　　　　　　　　　　　**実施上の一般的注意**

1　テスト実施に当たっては，被測定者の健康状態を十分把握し，事故防止に万全の注意を払う．
　特に，医師から運動を禁止または制限されている者はもちろん，当日身体の異常（発熱，倦怠感など）を訴える者には行わない．
　なお，1年生については，健康診断実施後に行う．

2　テストは定められた方法のとおり正確に行う．
　また，低学年の場合は，あらかじめテスト運動に慣らしておくことが望ましい．

3　テスト前後には，適切な準備運動及び整理運動を行う．

4　テスト場の整備，器材の点検を行う．

5　テストの順序は定められてはいないが，20mシャトルラン（往復持久走）は最後に実施する．

6　計器（握力計，ストップウォッチなど）は正確なものを使用し，その使用を誤らないようにする．すべての計器は使用前に検定することが望ましい．

[参考] 20mシャトルラン（往復持久走）最大酸素摂取量推定表　【6〜11歳】

レベル									
レベル2	8	9	10	11	12	13	14	15	
	34.0	34.3	34.5	34.7	34.9	35.2	35.4	35.6	
	32.3	32.5	32.7	32.9	33.1	33.3	33.5	33.7	
レベル3	16	17	18	19	20	21	22	23	
	35.9	36.1	36.3	36.6	36.8	37.0	37.2	37.5	
	33.9	34.1	34.3	34.5	34.7	34.9	35.1	35.3	
レベル4	24	25	26	27	28	29	30	31	32
	37.7	37.9	38.2	38.4	38.6	38.9	39.1	39.3	39.5
	35.5	35.7	35.9	36.1	36.3	36.5	36.7	36.9	37.1
レベル5	33	34	35	36	37	38	39	40	41
	39.8	40.0	40.2	40.5	40.7	40.9	41.2	41.4	41.6
	37.3	37.5	37.7	37.9	38.1	38.3	38.5	38.6	38.8
レベル6	42	43	44	45	46	47	48	49	50	51
	41.8	42.1	42.3	42.5	42.8	43.0	43.2	43.5	43.7	43.9
	39.0	39.2	39.4	39.6	39.8	40.0	40.2	40.4	40.6	40.8
レベル7	52	53	54	55	56	57	58	59	60	61
	44.1	44.4	44.6	44.8	45.1	45.3	45.5	45.8	46.0	46.2
	41.0	41.2	41.4	41.6	41.8	42.0	42.2	42.4	42.6	42.8
レベル8	62	63	64	65	66	67	68	69	70	71	72
	46.4	46.7	46.9	47.1	47.4	47.6	47.8	48.1	48.3	48.5	48.7
	43.0	43.2	43.4	43.6	43.8	44.0	44.2	44.4	44.6	44.8	45.0
レベル9	73	74	75	76	77	78	79	80	81	82	83
	49.0	49.2	49.4	49.7	49.9	50.1	50.4	50.6	50.8	51.0	51.3
	45.1	45.3	45.5	45.7	45.9	46.1	46.3	46.5	46.7	46.9	47.1
レベル10	84	85	86	87	88	89	90	91	92	93	94
	51.5	51.7	52.0	52.2	52.4	52.7	52.9	53.1	53.3	53.6	53.8
	47.3	47.5	47.7	47.9	48.1	48.3	48.5	48.7	48.9	49.1	49.3
レベル11	95	96	97	98	99	100	101	102	103	104	105	106
	54.0	54.3	54.5	54.7	55.0	55.2	55.4	55.6	55.9	56.1	56.3	56.6
	49.5	49.7	49.9	50.1	50.3	50.5	50.7	50.9	51.1	51.3	51.5	51.6
レベル12	107	108	109	110	111	112	113	114	115	116	117	118
	56.8	57.0	57.3	57.5	57.7	57.9	58.2	58.4	58.6	58.9	59.1	59.3
	51.8	52.0	52.2	52.4	52.6	52.8	53.0	53.2	53.4	53.6	53.8	54.0

折り返し回数

レベル5	33
	39.8（男子）
	37.3（女子）

推定最大酸素摂取量（mℓ/kg/分）

新体力テスト（6歳～11歳）　記録用紙　　　　　　　　　　　　　文部科学省

記入上の注意
　〔児童の実態に応じて測定者が質問事項等の説明をしてください．〕

1）「住所」は，居住地の都道府県名を記入してください．
2）「年齢」は，平成○年4月1日現在の満年齢を記入してください．
3）「都市階級区分」については，居住地が次のいずれにあてはまるかを判断し，その番号を○で囲んでください．
　　(1) 大・中都市…人口15万人以上の市，政令指定都市．
　　(2) 小都市………人口15万人未満の市．
　　(3) 町村
4）「運動・スポーツの実施状況」及び「1日の運動・スポーツ実施時間」については，学校の体育の授業を除いた運動・スポーツの実施状況及び実施時間について，あてはまる番号を○で囲んでください．
5）その他については，あてはまる番号を○で囲んでください．
6）2回テストをする項目については，そのよい方を記録の左側に○印をつけてください．
7）総合評価については，あてはまる記号を○で囲んでください．

付録

新体力テスト（6歳〜11歳）　記録用紙　　　　　　　　　　文部科学省

No.	氏名		都道府県名	
1. 平成○年4月1日現在の年齢		歳	2. 性別	男・女
3. 都市階級区分	1. 大・中都市		2. 小都市	3. 町村
4. 運動部やスポーツクラブにはいっていますか			1. はいっている　2. はいっていない	
5. 運動やスポーツをどのくらいしていますか（学校の体育の授業を除きます）	1. ほとんど毎日（週に3日以上）　2. ときどき（週に1〜2日くらい） 3. ときたま（月に1〜3日くらい）　4. しない			
6. 運動やスポーツをするときは1日にどのくらいの時間しますか（学校の体育の授業を除きます）	1. 30分未満　　　　　　　　2. 30分以上1時間未満 3. 1時間以上2時間未満　　　4. 2時間以上			
7. 朝食は食べますか	1. 毎日食べる　2. 時々食べない　3. 毎日食べない			
8. 1日の睡眠時間	1. 6時間未満　2. 6時間以上8時間未満　3. 8時間以上			
9. 1日にどのくらいテレビを見ますか（テレビゲームも含みます）	1. 1時間未満　　　　　　　　2. 1時間以上2時間未満 3. 2時間以上3時間未満　　　4. 3時間以上			
10. 体格	1. 身長　　　．　cm　　2. 体重　　　．　kg　　3. 座高　　　．　cm			

項目		記録		得点
1. 握力	右	1回目　　　kg	2回目　　　kg	
	左	1回目　　　kg	2回目　　　kg	
	平均		kg	
2. 上体起こし				回
3. 長座体前屈		1回目　　　cm	2回目　　　cm	
4. 反復横とび		1回目　　　点	2回目　　　点	
5. 20mシャトルラン（往復持久走）		折り返し数		回
6. 50m走			．　秒	
7. 立ち幅とび		1回目　　　cm	2回目　　　cm	
8. ソフトボール投げ		1回目　　　m	2回目　　　m	
得点合計				

総合評価	A　　B　　C　　D　　E

新体力テスト（12歳～19歳）　　　　　　　　実施上の一般的注意

1　テスト実施に当たっては，被測定者の健康状態を十分把握し，事故防止に万全の注意を払う．
　　なお，医師から運動を禁止または制限されている者はもちろん，当日身体の異常（発熱，倦怠感など）を訴える者には行わない．

2　テストは定められた方法のとおり正確に行う．

3　テスト前後には，適切な準備運動及び整理運動を行う．

4　テスト場の整備，器材の点検を行う．

5　テストの順序は定められてはいないが，持久走，20mシャトルラン（往復持久走）は最後に実施する．

6　計器（握力計，ストップウォッチなど）は正確なものを使用し，その使用を誤らないようにする．すべての計器は使用前に検定することが望ましい．

[参考] 20mシャトルラン（往復持久走）最大酸素摂取量推定表 【12〜19歳】

	折り返し回数									
レベル 2	8 33.1 25.1	9 33.2 25.4	10 33.4 25.6	11 33.6 25.8	12 33.7 26.1	13 33.9 26.3	14 34.1 26.6	15 34.3 26.8		
レベル 3	16 34.4 27.0	17 34.6 27.3	18 34.8 27.5	19 34.9 27.7	20 35.1 28.0	21 35.3 28.2	22 35.4 28.5	23 35.6 28.7		
レベル 4	24 35.8 28.9	25 36.0 29.2	26 36.1 29.4	27 36.3 29.6	28 36.5 29.9	29 36.6 30.1	30 36.8 30.4	31 37.0 30.6	32 37.1 30.8	
レベル 5	33 37.3 31.1	34 37.5 31.3	35 37.7 31.6	36 37.8 31.8	37 38.0 32.0	38 38.2 32.3	39 38.3 32.5	40 38.5 32.7	41 38.7 33.0	
レベル 6	42 38.8 33.2	43 39.0 33.5	44 39.2 33.7	45 39.4 33.9	46 39.5 34.2	47 39.7 34.4	48 39.9 34.6	49 40.0 34.9	50 40.2 35.1	51 40.4 35.4
レベル 7	52 40.5 35.6	53 40.7 35.8	54 40.9 36.1	55 41.1 36.3	56 41.2 36.5	57 41.4 36.8	58 41.6 37.0	59 41.7 37.3	60 41.9 37.5	61 42.1 37.7
レベル 8	62 42.2 38.0	63 42.4 38.2	64 42.6 38.5	65 42.8 38.7	66 42.9 38.9	67 43.1 39.2	68 43.3 39.4	69 43.4 39.6	70 43.6 39.9	71 43.8 40.1	72 43.9 40.4
レベル 9	73 44.1 40.6	74 44.3 40.8	75 44.5 41.1	76 44.6 41.3	77 44.8 41.5	78 45.0 41.8	79 45.1 42.0	80 45.3 42.3	81 45.5 42.5	82 45.6 42.7	83 45.8 43.0
レベル 10	84 46.0 43.2	85 46.2 43.5	86 46.3 43.7	87 46.5 43.9	88 46.7 44.2	89 46.8 44.4	90 47.0 44.6	91 47.2 44.9	92 47.3 45.1	93 47.5 45.4	94 47.7 45.6
レベル 11	95 47.9 45.8	96 48.0 46.1	97 48.2 46.3	98 48.4 46.5	99 48.5 46.8	100 48.7 47.0	101 48.9 47.3	102 49.0 47.5	103 49.2 47.7	104 49.4 48.0	105 49.6 48.2	106 49.7 48.4
レベル 12	107 49.9 48.7	108 50.1 48.9	109 50.2 49.2	110 50.4 49.4	111 50.6 49.6	112 50.7 49.9	113 50.9 50.1	114 51.1 50.4	115 51.3 50.6	116 51.4 50.8	117 51.6 51.1	118 51.8 51.3
レベル 13	119 51.9 51.5	120 52.1 51.8	121 52.3 52.0	122 52.4 52.3	123 52.6 52.5	124 52.8 52.7	125 53.0 53.0	126 53.1 53.2	127 53.3 53.4	128 53.5 53.7	129 53.6 53.9	130 53.8 54.2	131 54.0 54.4
レベル 14	132 54.1 54.6	133 54.3 54.9	134 54.5 55.1	135 54.7 55.4	136 54.8 55.6	137 55.0 55.8	138 55.2 56.1	139 55.3 56.3	140 55.5 56.5	141 55.7 56.8	142 55.8 57.0	143 56.0 57.3	144 56.2 57.5
レベル 15	145 56.4 57.7	146 56.5 58.0	147 56.7 58.2	148 56.9 58.4	149 57.0 58.7	150 57.2 58.9	151 57.4 59.2	152 57.5 59.4	153 57.7 59.6	154 57.9 59.9	155 58.1 60.1	156 58.2 60.3	157 58.4 60.6

レベル 5: 折り返し回数 33 / 37.3（男子）/ 31.1（女子）/ 推定最大酸素摂取量（ml/kg/分）

新体力テスト（12歳〜19歳）　記録用紙　　　　　　　　　文部科学省

記入上の注意

1）「住所」は，居住地の都道府県名を記入してください．
2）「年齢」は，平成○年4月1日現在の満年齢を記入してください．
3）「都市階級区分」については，居住地が次のいずれに該当するかを判断し，その番号を○で囲んでください．
　　(1) 大・中都市…人口15万人以上の市，政令指定都市．
　　(2) 小都市………人口15万人未満の市．
　　(3) 町村
4）「運動・スポーツの実施状況」及び「1日の運動・スポーツ実施時間」については，学校の体育の授業を除いた運動・スポーツの実施状況及び実施時間について該当する番号を○で囲んでください．
5）その他については，該当する番号を○で囲んでください．
6）2回テストをする項目については，そのよい方を記録の左側に○印をつけてください．
7）総合評価については，該当する記号を○で囲んでください．

付録

新体力テスト（12歳〜19歳）　記録用紙　　　　　文部科学省

No.		氏　名			本人の住所			都道府県	
1. 平成○年4月1日現在の年齢				歳	2. 性　別		男　・　女		
3. 都市階級区分			1. 大・中都市		2. 小都市			3. 町　村	
4. 所　属			1. 中学校		2. 高等学校全日制			3. 高等学校定時制	
			4. 高等専門学校		5. 短期大学			6. 大　学	
5. 運動部や地域スポーツクラブへの所属状況					1. 所属している　2. 所属していない				
6. 運動・スポーツの実施状況			1. ほとんど毎日（週3日以上）			2. ときどき（週1〜2日程度）			
（学校の体育の授業を除く）			3. ときたま（月1〜3日程度）			4. しない			
7. 1日の運動・スポーツ実施時間			1. 30分未満			2. 30分以上1時間未満			
（学校の体育の授業を除く）			3. 1時間以上2時間未満			4. 2時間以上			
8. 朝食の有無			1. 毎日食べる　　2. 時々欠かす　　3. まったく食べない						
9. 1日の睡眠時間			1. 6時間未満　　2. 6時間以上8時間未満　　3. 8時間以上						
10. 1日のテレビ（テレビゲームを			1. 1時間未満			2. 1時間以上2時間未満			
含む）の視聴時間			3. 2時間以上3時間未満			4. 3時間以上			
11. 体　格	1. 身長		.	cm	2. 体重	.	kg	3. 座高	.　　cm

項　目			記　　　　録				得　点
1. 握　力		右	1回目	kg	2回目	kg	
		左	1回目	kg	2回目	kg	
		平均				kg	
2. 上体起こし						回	
3. 長座体前屈			1回目	cm	2回目	cm	
4. 反復横とび			1回目	点	2回目	点	
5. 持久走				分		秒	
20mシャトルラン（往復持久走）			折り返し数	回（最大酸素摂取量		ml/kg/分）	
6. 50m走					.	秒	
7. 立ち幅とび			1回目	cm	2回目	cm	
8. ハンドボール投げ			1回目	m	2回目	m	
得　点　合　計							
総　合　評　価			A	B	C	D　　E	

新体力テスト（20歳〜64歳対象）　　　　実施上の一般的注意

1　テスト実施前及び実施中には，被測定者の健康状態に十分注意し，事故防止に万全の注意を払う．
　　なお，医師から運動を禁止または制限されているものはもちろん，当日身体の異常（発熱，倦怠感など）を訴える者には行わない．
　　なお，測定する側の責任者の指導のもとに，別紙の「健康状態のチェック」を用いて，体調・薬物治療中の病気のチェックを必ず行う．

　① 40歳未満の場合には，「健康状態のチェック」のうち，体調・既往歴・薬物治療中の病気（Ⅰ及びⅡ）のチェックを必ず行う．
　＊特に前夜から今朝にかけての睡眠状態のチェックは必ず行う．
　＊朝食あるいは昼食をきちんと摂っているかどうかをチェックする．
　＊何か当てはまる場合には，血圧測定，心拍数測定を行うと共に，医師の判断を受ける．ただし，30歳以上の男性では必ず血圧測定を行うこと．
　＊可能な限り，医師が立ち会うことが望ましいが，看護婦，保健婦などが代行してもよい．
　＊医師が立ち会っていない場合には，「健康状態のチェック」で体の具合が悪い点があれば，テストは延期あるいは中止させる．
　＊薬物治療を受けている場合には，可能な限り主治医の許可を得るか，あるいは治療内容により，立ち会った医師が実施の可否を決定する．

　② 40歳以上の場合には，「健康状態のチェック」を必ず行う．
　＊自覚症状のチェック，血圧測定，心拍数測定は必ず行う．特に胸痛などの胸部症状のチェックは注意深く行うべきである．
　＊特に前夜から今朝にかけての睡眠状態のチェックは必ず行う．
　＊可能な限り，医師が立ち会うことが望ましい．
　＊医師が立ち会っていない場合には，「健康状態のチェック」で体の具合が悪い点があれば，テストは延期あるいは中止させる．
　＊薬物治療を受けている場合には，可能な限り主治医の許可を得るか，あるいは治療内容により，立ち会った医師が実施の可否を決定する．

2　テストは定められた方法のとおり正確に行う．

3　テスト前後には，適切な準備運動及び整理運動を行う．

4　テスト場の整備，器材の点検を行う．

5　テストの順序は定められてはいないが，急歩，20mシャトルラン（往復持久走）は最後に実施する．

6　計器（握力計，ストップウォッチなど）は正確なものを使用し，その使用を誤らないようにする．すべての計器は使用前に検定することが望ましい．

［参考］20mシャトルラン（往復持久走）最大酸素摂取量推定表 【20〜64歳】

レベル										
レベル2	8	9	10	11	12	13	14	15		
	19.8	20.1	20.4	20.7	21.0	21.3	21.6	21.9		
	19.4	19.7	20.0	20.3	20.6	20.9	21.2	21.4		
レベル3	16	17	18	19	20	21	22	23		
	22.2	22.5	22.8	23.1	23.4	23.7	24.1	24.4		
	21.7	22.0	22.3	22.6	22.9	23.2	23.5	23.7		
レベル4	24	25	26	27	28	29	30	31	32	
	24.7	25.0	25.3	25.6	25.9	26.2	26.5	26.8	27.1	
	24.0	24.3	24.6	24.9	25.2	25.5	25.7	26.0	26.3	
レベル5	33	34	35	36	37	38	39	40	41	
	27.4	27.7	28.0	28.3	28.6	28.9	29.2	29.5	29.8	
	26.6	26.9	27.2	27.5	27.8	28.0	28.3	28.6	28.9	
レベル6	42	43	44	45	46	47	48	49	50	51
	30.1	30.4	30.7	31.0	31.3	31.6	31.9	32.2	32.5	32.8
	29.2	29.5	29.8	30.1	30.3	30.6	30.9	31.2	31.5	31.8
レベル7	52	53	54	55	56	57	58	59	60	61
	33.1	33.4	33.7	34.1	34.4	34.7	35.0	35.3	35.6	35.9
	32.1	32.4	32.6	32.9	33.2	33.5	33.8	34.1	34.4	34.6
レベル8	62	63	64	65	66	67	68	69	70	71	72
	36.2	36.5	36.8	37.1	37.4	37.7	38.0	38.3	38.6	38.9	39.2
	34.9	35.2	35.5	35.8	36.1	36.4	36.7	36.9	37.2	37.5	37.8
レベル9	73	74	75	76	77	78	79	80	81	82	83
	39.5	39.8	40.1	40.4	40.7	41.0	41.3	41.6	41.9	42.2	42.5
	38.1	38.4	38.7	39.0	39.2	39.5	39.8	40.1	40.4	40.7	41.0
レベル10	84	85	86	87	88	89	90	91	92	93	94
	42.8	43.1	43.4	43.7	44.0	44.4	44.7	45.0	45.3	45.6	45.9
	41.2	41.5	41.8	42.1	42.4	42.7	43.0	43.3	43.5	43.8	44.1
レベル11	95	96	97	98	99	100	101	102	103	104	105	106
	46.2	46.5	46.8	47.1	47.4	47.7	48.0	48.3	48.6	48.9	49.2	49.5
	44.4	44.7	45.0	45.3	45.6	45.8	46.1	46.4	46.7	47.0	47.3	47.6
レベル12	107	108	109	110	111	112	113	114	115	116	117	118
	49.8	50.1	50.4	50.7	51.0	51.3	51.6	51.9	52.2	52.5	52.8	53.1
	47.8	48.1	48.4	48.7	49.0	49.3	49.6	49.9	50.1	50.4	50.7	51.0
レベル13	119	120	121	122	123	124	125	126	127	128	129	130	131
	53.4	53.7	54.0	54.4	54.7	55.0	55.3	55.6	55.9	56.2	56.5	56.8	57.1
	51.3	51.6	51.9	52.2	52.4	52.7	53.0	53.3	53.6	53.9	54.2	54.4	54.7
レベル14	132	133	134	135	136	137	138	139	140	141	142	143	144
	57.4	57.7	58.0	58.3	58.6	58.9	59.2	59.5	59.8	60.1	60.4	60.7	61.0
	55.0	55.3	55.6	55.9	56.2	56.5	56.7	57.0	57.3	57.6	57.9	58.2	58.5
レベル15	145	146	147	148	149	150	151	152	153	154	155	156	157
	61.3	61.6	61.9	62.2	62.5	62.8	63.1	63.4	63.7	64.0	64.4	64.7	65.0
	58.8	59.0	59.3	59.6	59.9	60.2	60.5	60.8	61.1	61.3	61.6	61.9	62.2

折り返し回数
レベル5　33
27.4（男子）
26.6（女子）
推定最大酸素摂取量（mℓ/kg/分）

新体力テスト（20歳〜64歳）　記録用紙　　　　　　　　　　　　文部科学省

記入上の注意

1）「住所」は，居住地の都道府県名を記入してください．
2）「年齢」は，平成○年4月1日現在の満年齢を記入してください．
3）「都市階級区分」については，居住地が次のいずれに該当するかを判断し，その番号を○で囲んでください．
　　(1) 大・中都市…人口15万人以上の市，政令指定都市．
　　(2) 小都市………人口15万人未満の市．
　　(3) 町村
4）「職業」については，下記の職業分類にしたがって，本人の職業について該当する番号を○で囲んでください．
　　(1) 農・林・漁業：農業作業者，林業作業者，漁業作業者など．
　　(2) 労務：採掘作業者，運輸・通信従事者，技能工・生産工程作業者及び労務作業者など．
　　(3) 販売・サービス業：商品販売従事者，販売類似職業従事者，サービス職業従事者など．
　　(4) 事務・保安的職業：事務従事者，警察官・消防員・守衛などの保安職業従事者など．
　　(5) 専門・管理的職業：技術者，保健医療従事者，法務従事者，教員，管理的公務員，会社役員など．
　　(6) 主婦：（有職者を除く）
　　(7) 無職：（主婦を除く）
　　(8) その他：
5）その他については，該当する番号を○で囲んでください．
6）2回テストをする項目については，そのよい方の記録の左側に○印をつけてください．
7）総合評価については，該当する記号を○で囲んでください．

付録

新体力テスト（20歳〜64歳）　記録用紙　　　　　　　　　　文部科学省

No.		氏　名			本人の住所				都道府県
1. 平成○年4月1日現在の年齢				歳	2. 性　別		男　・　女		
3. 都市階級区分		1. 大・中都市		2. 小都市			3. 町　村		
4. 職　業		1. 農・林・漁業		2. 労業	3. 販売・サービス			4. 事務・保安	
		5. 専門・管理		6. 主婦	7. 無職			8. その他（　　　　）	
5. 健康状態について		1. 大いに健康		2. まあ健康			3. あまり健康でない		
6. 体力について		1. 自信がある		2. 普通である			3. 不安がある		
7. スポーツクラブへの所属状況			1. 所属している			2. 所属していない			
8. 運動・スポーツの実施状況			1. ほとんど毎日（週3〜4日以上）		2. ときどき（週1〜2日程度）				
			3. ときたま（月1〜3日程度）		4. しない				
9. 1日の運動・スポーツ実施時間			1. 30分未満　　2. 30分〜1時間　　3. 1〜2時間　　4. 2時間以上						
10. 朝食の有無		1. 毎日食べる		2. 時々欠かす			3. まったく食べない		
11. 1日の睡眠時間		1. 6時間未満		2. 6時間以上8時間未満			3. 8時間以上		
12. 学校時代の運動部		1. 中学校のみ		2. 高校のみ	3. 大学のみ			4. 中学校・高校	
（クラブ）活動の経験		5. 高校・大学		6. 中学校・大学	7. 中学校・高校・大学			8. 経験なし	
13. 体　格		1. 身長　　　　　．　　　cm			2. 体重　　　　　．　　　kg				

項　目		記　　　録				得　点
1. 握　力	右	1回目	kg	2回目	kg	
	左	1回目	kg	2回目	kg	
	平均				kg	
2. 上体起こし					回	
3. 長座体前屈		1回目	cm	2回目	cm	
4. 反復横とび		1回目	点	2回目	点	
5. 急　歩				分　　　　　　秒		
20mシャトルラン（往復持久走）		折り返し数	回	最大酸素摂取量	mℓ/kg/分）	
6. 立ち幅とび		1回目	cm	2回目	cm	
得　点　合　計						
総　合　評　価		A　　　　B　　　　C　　　　D　　　　E				
体　力　年　齢				歳〜　　　　　　　　歳		

新体力テスト（20歳〜79歳）　　　　　　　　　**健康状態のチェック**

記述日：平成＿＿＿年＿＿＿月＿＿＿日
氏名＿＿＿＿＿＿＿＿＿性＿＿＿生年月日＿＿＿＿＿＿年＿＿＿月＿＿＿日＿＿＿歳
　　　　　　　　　　　　　　（年齢は平成○年4月1日現在の満年齢）

　以下の質問について，当てはまるものの番号を○印で囲んでください．また，必要に応じて，（　）内に記述してください．

Ⅰ．現在，体の具合の悪いことがありますか（体調が悪いですか）．
　　1．はい　2．いいえ
「はい」と答えた方は，以下の質問にも答えてください．
○どういう点ですか，以下から選んでください．
　　1．熱がある　2．頭痛がする　3．胸痛がある
　　4．胸がしめつけられる　5．息切れが強い　6．めまいがする
　　7．強い関節痛がある　8．睡眠不足で非常に眠い　9．強い疲労感がある
　　10．その他（＿＿＿＿＿＿＿＿＿＿＿＿＿＿＿＿＿＿＿＿＿）

Ⅱ．生まれてから現在までに，何か病気をしましたか（特に内科的疾患）．
　　1．はい　2．いいえ
「はい」と答えた方は，以下の質問にも答えてください．
○どのような病気ですか，以下から選んでください．
　　1．狭心症または心筋梗塞　2．不整脈（病名：＿＿＿＿＿＿＿）
　　3．その他の心臓病（病名：＿＿＿＿＿＿＿）　4．高血圧症
　　5．脳血管障害（脳梗塞や脳出血）　6．糖尿病　7．高脂血症
　　8．貧血　9．気管支喘息
　　10．その他（＿＿＿＿＿＿＿＿＿＿＿＿＿＿＿＿＿＿＿＿＿）
○薬物治療を受けている病気がありますか．
　　1．はい　2．いいえ
「はい」と答えた方は以下にも答えてください．
　　（病名：＿＿＿＿＿＿＿＿＿＿＿＿＿＿＿＿＿＿＿＿＿＿＿＿＿）
分かれば服用している薬の名前も記述してください．
　　（薬剤名：＿＿＿＿＿＿＿＿＿＿＿＿＿＿＿＿＿＿＿＿＿＿＿）

Ⅲ．以下の項目を測定し，記述してください（現在の値を）．
　　○脈拍数＿＿＿＿＿拍／分
　　○血圧＿＿＿＿＿／＿＿＿＿＿mmHg

新体力テスト（65歳〜79歳）　　　　　実施上の一般的注意

1　テスト実施前及び実施中には，被測定者の健康状態に十分注意する．
　　なお，測定する側の責任者の指導のもとに，以下の手順で健康状態のチェックを必ず行い，事故防止に万全を期する．
　① テストを実施する前に，あらかじめ被測定者に別紙の健康状態のチェック表及びADL（日常生活活動テスト）に記入してもらっておく．
　② ADL（日常生活活動テスト）の回答状況について「ADLによるテスト項目実施のスクリーニングに関する判定基準」により判定し，テスト実施の可否について検討する．
　③ 原則として，テストには医師が立ち会うものとする．
　④ 立ち会った医師（保健婦あるいは看護婦）は，テスト前に健康状態のチェック表を確認し，必要に応じてさらに問診を行う．
　＊特に前夜から今朝にかけての睡眠状態のチェックは必ず行う．
　＊特に胸痛などの胸部症状のチェックは注意深く行うべきである．
　⑤ 血圧測定及び脈拍数測定は必ず行う．血圧測定は，可能な限り立ち会った医師が聴診法により行う．医師が立ち会わない場合あるいは被測定者が多人数の場合には，自動血圧計または医師以外の血圧測定に熟知した者による測定でもよい．
　⑥ 立ち会った医師は，④，⑤のデータを総合的に判断し，テストの実施の可否やテストの一部の禁止などを決定する．
　⑦ 医師が立ち会っていない場合には，健康状態のチェックで体の具合が悪い点があれば，テストを延期あるいは中止させる．
　⑧ 医師が立ち会っていない場合，収縮期血圧が160mmHg以上，拡張期血圧が95mmHg以上の時，脈拍数が100拍／分以上の時には，テストを延期あるいは中止させる．
　＊ただし被測定者が強く希望する場合には，長座体前屈，開眼片足立ち，10m障害物歩行に関しては実施可能とする．
　⑨ 薬物治療を受けている場合には，可能な限り主治医の許可を得るか，あるいは治療内容により，立ち会った医師が実施の可否を決定する．
2　テストは定められた方法のとおり正確に行う．
3　テスト前後には，適切な準備運動及び整理運動を行う．
4　テスト場の整備，器材の点検を行う．
5　テストの順序は定められてはいないが，6分間歩行は最後に実施する．
6　計器（握力計，ストップウォッチなど）は正確なものを使用し，その使用を誤らないようにする．すべての計器は使用前に検定することが望ましい．

新体力テスト（65歳～79歳）　記録用紙　　　　　　　　　　　文部科学省

記入上の注意

1)「住所」は，居住地の都道府県名を記入してください．
2)「年齢」は，平成○年4月1日現在の満年齢を記入してください．
3)「都市階級区分」については，居住地が次のいずれに該当するかを判断し，その番号を○で囲んでください．
　　(1) 大・中都市…人口15万人以上の市，政令指定都市．
　　(2) 小都市………人口15万人未満の市．
　　(3) 町村
4)「学生時代の運動部（クラブ）活動の経験」において，旧制の学校を卒業した者は，下記に相当する者として，該当する番号を○で囲んでください．
　　(1) 旧制の中学校は，新制の高校．
　　(2) 旧制の高校，師範学校及び専門学校は，新制の大学．
5) その他については，該当する番号を○で囲んでください．
6) 2回テストをする項目については，そのよい方の記録の左側に○印をつけてください．
7) 総合評価については，該当する記号を○で囲んでください．

付録

新体力テスト（65歳〜79歳）　記録用紙　　　　　文部科学省

No.	氏　名		本人の住所		都道府県
1. 平成○年4月1日現在の年齢		歳	2. 性　別	男　・　女	
3. 都市階級区分	1. 大・中都市	2. 小都市		3. 町　村	
4. 健康状態について	1. 大いに健康	2. まあ健康		3. あまり健康でない	
5. 体力について	1. 自信がある	2. 普通である		3. 不安がある	
6. スポーツクラブへの所属状況		1. 所属している		2. 所属していない	
7. 運動・スポーツの実施状況	1. ほとんど毎日（週3〜4日以上）			2. ときどき（週1〜2日程度）	
	3. ときたま（月1〜3日程度）			4. しない	
8. 1日の運動・スポーツ実施時間	1. 30分未満			2. 30分以上1時間未満	
	3. 1時間以上2時間未満			4. 2時間以上	
9. 朝食の有無	1. 毎日食べる	2. 時々欠かす		3. まったく食べない	
10. 1日の睡眠時間	1. 6時間未満	2. 6時間以上8時間未満		3. 8時間以上	
11. 学校時代の運動部（クラブ）活動の経験	1. 中学校のみ	2. 高校のみ	3. 大学のみ	4. 中学校・高校	
	5. 高校・大学	6. 中学校・大学	7. 中学校・高校・大学	8. 経験なし	
12. 体　格	1. 身長　　　．　　cm		2. 体重　　　．　　kg		

項　　目		記　　　　録		得点
1. 握　力	右	1回目　　　kg	2回目　　　kg	
	左	1回目　　　kg	2回目　　　kg	
	平均		kg	
2. 上体起こし			回	
3. 長座体前屈		1回目　　　cm	2回目　　　cm	
4. 開眼片足立ち		1回目　　　秒	2回目　　　秒	
5. 10m障害物歩行		1回目　．　秒	2回目　．　秒	
6. 6分間歩行			m	
得　点　合　計				
総　合　評　価		A　　B　　C　　D　　E		

索引

ア 行

アーム・クロス	125
RMR	137
RPE	93, 139
アイソキネティック収縮	104
アイソキネティックトレーニング	119
アイソトニック収縮	104
アイソトニックトレーニング	119
アイソメトリック収縮	104
アイソメトリックトレーニング	119
アキュラシー	154
アクチン・フィラメント	82
握力	36, 53, 57
アダプテッド・スポーツ科学	20, 21
アデノシン三リン酸	78
アデノシン二リン酸	78
アメリカスポーツ医学会	137
アルティメット	154
アンドロゲン	56
医学検査	142
意志	25
意識性の原則	117
位置エネルギー	103
1回換気量	89
一般(的)運動能力	30
意欲	25
インターバルトレーニング	120
インディアカ	148
ウェイトトレーニング	118
ウエスト／ヒップ比(WHR)	34
ウエルネス	131
ウエルネス行動	131
運動	14, 133
運動栄養学	16, 105
運動エネルギー	103
運動科学	12, 13, 16, 77
運動強度	136
運動時間	139
運動指針2006	133
運動処方	135, 142
運動処方の作成・交付	143
運動神経	86, 89
運動生理学	16, 20, 78
運動単位	85
運動適性	27
運動ニューロン	85
運動能力	30, 31, 53
運動能力テスト	53
運動発達	53
運動頻度	140
運動負荷検査	143
運動プログラム	129, 155
運動野	86
運動様式	136
運動量	103, 139
ACSM	137
HDL	107
AT	91
ATP	78
ATP-CP系	79
ADL	32, 70, 73
ADP	78
栄養素	105
エキセントリック収縮	104
SO	84
エスキーテニス	152
エストロゲン	50
エネルギー系	29
エネルギー代謝率	137
FOG	84
FG	84
LSDトレーニング	120
LT	91
LDL	107
遠心性神経	86
エンデュランストレーニング	120
横紋筋	81
大型ベッツ細胞	86
OBLA	91
温度調節	26

カ 行

回外	102
開眼片足立ち	72
介護福祉・健康づくり	20, 21
介在ニューロン	85
外旋	102
外転	102
回内	102
外胚葉型	27
外部環境	25
可逆性の原理	116
角度法	46
ガス希釈法	27, 36
過体重	33
滑液	99
学校体育	19
カバディ	154
カフェイン	115
過負荷の原理	116
カプサイシン	115
カリウム	107, 108
カルシウム	107, 108, 112
加齢	49
加齢変化パターン	57
感覚ニューロン	85
カンガクリケット	151

換気量 ……………………… 89	筋肉型 ……………………… 27	呼吸 ……………………… 89
間欠漸増負荷法 …………… 143	筋力 …… 26, 27, 36, 53, 55, 57	呼吸循環機能 ……………… 26
関節 …………………… 96, 99	筋力トレーニング ………… 112	呼吸循環系 ……………… 118
関節液 ……………………… 99	屈曲 ……………………… 102	呼吸数 …………………… 89
関節機能 …………………… 26	屈腕力 …………………… 36	呼吸量 …………………… 89
間脳 ……………………… 86	グラウンドゴルフ ………… 151	50m走 …………………… 64
起始 ……………………… 97	グリコーゲン ……………… 79	個人−社会 ………………… 53
基礎(的)運動能力 ………… 30	グルコース ……………… 106	個人スポーツ ……………… 31
基礎運動技能 ………… 30, 31	クレアチンリン酸(CP) …… 79	骨格 ……………………… 96
基礎運動要素 ……………… 31	クレッチマー ……………… 27	骨格筋 ………… 78, 81, 82, 97
基礎行動体力 ……………… 27	軍事体育 ………………… 18	骨格系 …………………… 118
基礎代謝 ………………… 137	形態 …………………… 26, 33	骨密度 …………………… 112
基礎体力 …………………… 27	軽度肥満 ………………… 36	固定負荷法 ……………… 143
拮抗筋 ……………………… 98	ゲートボール …………… 151	個別性の原則 …………… 117
機能 ………………… 26, 36, 52	血液 ……………………… 118	コンセントリック収縮 …… 104
脚筋力 ……………………… 36	血管筋 ……………………… 81	コンバインドトレーニング …… 121
脚伸展力 …………………… 57	血中総コレステロール …… 107	
キャリパー ………………… 36	血中乳酸濃度 ………… 93, 121	**サ 行**
キュアトン ……………… 24, 27	言語 ……………………… 53	サーキットトレーニング …… 121
吸引反射 …………………… 52	健康 …………………… 130	再検査 …………………… 144
QOL ……………………… 31	健康科学 ………… 12, 16, 129	最高心拍数 ……………… 136
求心性神経 ………………… 86	健康関連体力 ………… 26, 155	最終共通路 ……………… 86
急歩 …………………… 41, 70	健康増進施設 …………… 155	最大酸素摂取量 …… 41, 57, 91
協応性 …………… 26, 28, 45	健康増進法 ……………… 132	最大心拍数 ………… 136, 137
競技スポーツ ………… 12, 30	健康づくり … 130, 131, 135, 145	細長型 …………………… 27
共同筋 ……………………… 98	健康と体力との関係 ……… 155	最適期 …………………… 49
距離法 ……………………… 46	健康日本21 ……………… 132	サイバネティックス系 ……… 29
筋 ………………… 81, 96, 117	原始反射 ………………… 52	細胞体 …………………… 85
筋機能 ……………………… 26	交感神経 ………………… 89	酸素負債 ………………… 80
筋原線維 …………………… 82	恒常性 …………………… 25	シェルドン ………………… 27
筋持久力 …… 26, 27, 39, 53, 56	甲状腺ホルモン …………… 50	自覚的運動強度 ……… 93, 137
筋収縮 ………… 78, 83, 104, 118	高所トレーニング ………… 124	持久性 …………………… 26
筋線維 ………… 81, 83, 117	構造 ……………………… 26	持久走 ………………… 41, 68
筋線維束 …………………… 82	巧緻性 …………… 26, 28, 45	軸索 ……………………… 85
筋線維組成 ………………… 84	行動体力 ……… 24, 25, 26, 28	ジグザグドリブル ………… 45
筋線維タイプ ……………… 84	高比重リポ蛋白 ………… 107	脂質 ……………………… 106
近代スポーツ ……………… 12	高齢者 …………………… 145	思春期 ………………… 55, 56

179

索引

矢状面 …… 101	食生活の変化 …… 15	スポーツ科学 …… 12, 13, 17
姿勢 …… 26	植物性タンパク質 …… 105	スポーツ学 …… 12
姿勢反射 …… 53	植物性油脂 …… 107	スポーツ技術 …… 30
児童期 …… 55	食物繊維 …… 113	スポーツ技能 …… 30
シナプス …… 85	除脂肪量 …… 27, 51	スポーツ心臓 …… 89
脂肪酸 …… 107	女性ホルモン …… 50	スポーツ人類学 …… 20
社会環境の変化 …… 14	自律神経 …… 89	スポーツの語源 …… 12
社会的適性 …… 24	心筋 …… 81	スポーツ振興法 …… 60
シャッフルボード …… 154	神経機能 …… 26	スポーツ・フォア・オール運動
周育 …… 27, 33	神経筋単位 …… 85	…… 12, 129
自由時間の増大 …… 14	身体運動(活動) …… 13	性・年齢補正係数 …… 139
集団スポーツ …… 31	身体教育 …… 13	生活活動 …… 133
重度肥満 …… 36	身体資源 …… 27	生活活動(動作)能力 …… 31
柔軟性 …… 26, 28, 46, 53, 59	身体組成 …… 26, 27, 36, 51	生活習慣病 …… 15
12分間走 …… 41, 43	身体適性の構造 …… 27	性差 …… 54, 56
重判別分析法 …… 155	身体的適性 …… 24	精神的適性 …… 24
終末ボタン …… 85	身体的要素 …… 24	精神的要素 …… 24
10m障害物歩行 …… 72	身体密度 …… 36	生体電気インピーダンス計 …… 36
14インチ・スローピッチ・ソフト	新体力テスト …… 60	生体電気インピーダンス法 …… 27
ボール …… 151	身長 …… 33, 49	成長ホルモン …… 50, 113
樹状突起 …… 85	伸張性収縮 …… 104	静的筋力 …… 28
主働筋 …… 98	伸展 …… 102	正判別確率 …… 156
種目別運動能力 …… 30	心肺機能 …… 26	世界保健機関(WHO) …… 130
瞬発力 …… 26, 27, 38, 53, 56	心拍出量 …… 89	脊髄 …… 86
準備期 …… 49	心拍数 …… 89	脊髄前角α細胞 …… 86
生涯スポーツ …… 12	随意筋 …… 81	赤筋 …… 83
生涯スポーツ社会 …… 129	錐体外路系 …… 86	前運動野 …… 86
少子・高齢化社会の到来 …… 14	錐体路系 …… 86	全国健康福祉祭 …… 145
脂溶性ビタミン …… 108	水中体重秤量法 …… 27, 36	全身持久力 …… 26, 28, 41, 57
上体起こし …… 39, 57	水平面 …… 101	漸進性の原則 …… 117
情緒的適性 …… 24	水溶性ビタミン …… 108	全身の協応性 …… 53, 54
小脳 …… 86	スキャモンの発育曲線 …… 49	全身反応時間 …… 43, 58
静脈血酸素含有量 …… 91	ステーショナリーバイク …… 126	全体的適性 …… 25
食事バランスガイド …… 110	ステッピング …… 43	前頭面 …… 101
食事法 …… 114	スーパー・プルオーバー …… 125	専門的運動能力 …… 30
食事誘発性体熱生産 …… 114	スピード …… 26	速筋 …… 84, 117
食生活指針 …… 110	スポーツ …… 12, 14	測定評価 …… 20

粗大運動 ……………………… 53
ソフトバレーボール …………… 148
ソフトボール投げ ……………… 66

タ 行

体育 ……………………………… 13
体育・スポーツ科学 … 13, 14, 17
体育科学 ……………… 12, 13, 17
体育科教育学 ………………… 20
体育学 ………………………… 13, 17
「体育学研究」 ………………… 19
体育経営管理 ………………… 20
体育史 ………………………… 20
体育社会学 …………………… 20
体育心理学 …………………… 20
体育哲学 ……………………… 20
体育方法 ……………………… 20
体格 ……………………… 26, 27, 33
耐筋力 ………………………… 104
体型 …………………………… 27
体型分類 ……………………… 27
体脂肪率 ………………… 27, 36, 51
体脂肪量 …………………… 27, 51
体重 ……………………… 33, 49
対人スポーツ ………………… 31
体性神経 ……………………… 86
体前屈 ………………………… 56
大脳 …………………………… 86
体力 ………………… 23, 24, 33
体力・運動能力検査 ………… 60
体力科学 …………… 12, 13, 23
「体力科学」 …………………… 19
体力検査 ……………………… 143
タスポニー …………………… 152
立ち直り反射 ………………… 53
立ち幅跳(と)び
 …………………… 38, 53, 57, 64

タッピング …………………… 43
WHO（世界保健機関）…… 130
短縮性収縮 …………………… 104
炭水化物 ……………………… 106
男性ホルモン ………………… 56
タンパク質 ……………… 105, 112
チュックボール ……………… 148
知覚神経 ……………………… 86
遅筋 …………………… 83, 117
中高年者 ……………… 145, 155
中枢神経系 …………………… 86
中等度肥満 …………………… 36
中胚葉型 ……………………… 27
長育 …………………… 27, 33
超音波測定器 ………………… 36
長座体前屈 …………… 46, 59, 63
調整力 ………………………… 28
通過月齢 ……………………… 53
綱引き ………………………… 154
DIT …………………………… 114
ティーボール ………………… 151
底屈 …………………………… 102
停止 …………………………… 97
ディスクゴルフ ……………… 152
低比重リポ蛋白 ……………… 107
適応 …………………………… 24
適応性 ………………………… 25
鉄 ……………………………… 108
手掌把握反射 ………………… 52
デンバー発達検査 …………… 53
動作の発達 …………………… 53
闘士型 ………………………… 27
糖質 …………………………… 106
等尺性収縮 …………………… 104
等速性収縮 ………… 104, 118
等張性収縮 …………………… 104
動的筋力 ……………………… 28

動物性タンパク質 …………… 105
動物性油脂 …………………… 107
動静脈血酸素含有量 ………… 91
特異性の原理 ………………… 116
特殊運動能力 ………………… 30
トレーニング論 ………… 16, 116

ナ 行

内旋 …………………………… 102
内臓筋 ………………………… 81
内転 …………………………… 102
内胚葉型 ……………………… 27
内部環境 ……………………… 25
ナトリウム …………………… 108
20mシャトルラン（往復持久走）
 ……………………………… 64
日常生活活動テスト ………… 73
日常生活活動（動作）………… 31
2分画モデル ……………… 27, 51
日本体育学会 ………………… 19
日本体力医学会 ……………… 19
乳酸 ……………………… 79, 91
乳酸性作業閾値 ……………… 91
乳酸性酸素負債 ……………… 80
乳児期 ………………………… 52
ニュースポーツ ……… 12, 145
ニュートンの法則 …………… 103
ニューロン …………………… 85
ネットボール ………………… 147
ねんりんピック ……………… 145
脳 ……………………………… 86
脳幹 …………………………… 86
ノモグラム …………………… 33
ノンレム睡眠 ………………… 113

ハ 行

肺 ……………………………… 89

索引

バイオメカニクス 16, 20, 96
肺換気量 89
背筋力 37, 38, 57
背屈 102
バウンドテニス 152
白筋 83
バスケットピンポン 152
発育スパート 50, 51, 56
発育パターン 51
発育発達 20
発達課題 53
パドルテニス 152
反射 52
判断 25
ハンドボール投げ 68
反復性の原則 117
反復横跳び 43
ヒース・カーター法 27
PHV年齢 50
BMI 33
皮下脂肪厚 36
微細運動−適応 53
ビタミン 108
必須アミノ酸 105
必須脂肪酸 107
必要運動量 139
非乳酸性酸素負債 80
肥満 15, 36
肥満型 27
肥満度 27, 33
疲労物質 79, 91
敏感期 49
敏捷性 26, 28, 43, 58
ピロポロ 154
ピンテスト 46
ファルトレクトレーニング 120
フィットネス 131

幅育 27, 33
伏臥上体そらし 46, 47
副交感神経 89
不随意筋 81
フットサル 154
不飽和脂肪酸 107
踏台昇降運動 41
フライングディスク 147
平滑筋 81
閉眼片足立ち 45, 59
平衡性 26, 28, 43, 53, 59
ベイリー乳児発達尺度 53
ペグテスト 46
防衛体力 24, 25, 29
棒反応時間 43
飽和脂肪酸 107
保健 20
歩行 53
補酵素 108
ポンプ機能 90

マ 行

マシントレーニング 124
マグネシウム 107
末梢神経系 86
瞬き反射 52
マルチ・トライセプス 126
マルチ・バイセプス 126
ミオグロビン 83
ミオシン・フィラメント 82
ミトコンドリア 83
ミニサッカー 154
無機質（ミネラル） 107
無機リン酸 78
無酸素エネルギー 79
無酸素解糖系 79
無酸素性作業閾値 91

迷路反射 53
メタボリックシンドローム ...15, 133
METs 137
メディカルチェック 142
免疫 26
モロー反射 52

ヤ 行

やせ型 27
有酸素運動 15
有酸素エネルギー 79
有酸素解糖系 79
ユニカール 154
ユニバーサルホッケー 154
幼児期 53

ラ 行

ラケットボール 152
ラテラル・レイズ 125
力学的エネルギー 103
力積 103
Research Quarterly 17
立位体前屈 46
量育 27, 33
臨界期 49
レジスタンストレーニング
　...... 15, 112, 118
レッグ・エクステンション 124
レッグ・カール 125
レペティションストレーニング 121
レベリングオフ 93
連続漸増負荷法 143
労働内容の合理化 15
老齢人口 14
ロコモティブシンドローム ...15, 133
6分間歩行 73
ローレル指数 33

[著者略歴]

出村慎一（でむら しんいち）

1949 年 7 月，福井県生まれ
筑波大学大学院体育科学研究科博士課程修了
元金沢大学大学院自然科学研究科教授，教育学博士
専攻：健康体力学
著書：「健康・スポーツ科学における運動処方としての水泳・水中運動」（杏林書院，監修，2016）
　　　「健康・スポーツ科学のための卒業論文／修士論文の書き方」（杏林書院，共著，2015）
　　　「高齢者の体力および生活活動の測定と評価」（市村出版，監修，2015）
　　　「健康・スポーツ科学のための調査研究法」（杏林書院，監修，2014）
　　　「健康・スポーツ科学のためのRによる統計解析入門」（杏林書院，監修，2013）
　　　「幼児のからだとこころを育てる運動遊び」（杏林書院，監修，2012）
　　　「地域高齢者のための転倒予防－転倒の基礎理論から介入実践まで－」（杏林書院，監修，2012）
　　　「健康・スポーツ科学講義 第2版」（杏林書院，監修，2011）
　　　「幼児のからだを測る・知る－測定の留意点と正しい評価法－」（杏林書院，監修，2011）
　　　「健康・スポーツ科学のためのやさしい統計学」（杏林書院，共著，2011）
　　　「テキスト保健体育 改訂版」（大修館書店，共著，2011）
　　　「健康・スポーツ科学のための Excel による統計解析入門」（杏林書院，監修，2008）
　　　「健康・スポーツ科学の基礎」（杏林書院，監修，2008）
　　　「健康・スポーツ科学のための SPSS による統計解析入門」（杏林書院，監修，2007）
　　　「健康・スポーツ科学のための研究方法－研究計画の立て方とデータ処理方法－」（杏林書院，単著，2007）
　　　「幼児の体力・運動能力の科学－その測定評価の理論と実際－」（ナップ，監修，2005）
　　　「健康・スポーツ科学のための SPSS による多変量解析入門」（杏林書院，編者，2004）
　　　「例解 健康スポーツ科学のための統計学 改訂版」（大修館書店，単著，2004）
　　　「スポーツ科学講習会標準テキスト」（財団法人柔道整復研修試験財団，編者，2002）
　　　「健康・スポーツ科学のための統計学入門」（不昧堂出版，単著，2001）
　　　「Excel による健康・スポーツ科学のためのデータ解析入門」（大修館書店，共著，2001）
　　　「新体力テスト 有意義な活用のために」（文部省，共著，2000）
　　　「数理体力学序説」（朝倉書店，編著，1993）

村瀬智彦（むらせ ともひこ）

1964 年 5 月，名古屋市生まれ
筑波大学大学院体育科学研究科博士課程修了
愛知大学法学部教授，博士（体育科学）
専攻：測定評価論
著書：「スポーツと健康～その理論と実践～」（学術図書出版社，分担，2013）
　　　「幼児のからだとこころを育てる運動遊び」（杏林書院，編著，2012）
　　　「幼児のからだを測る・知る－測定の留意点と正しい評価法－」（杏林書院，編著，2011）
　　　「健康スポーツと環境」（不昧堂出版，共著，2006）
　　　「最新スポーツ科学事典」（平凡社，分担，2006）
　　　「ヘルスエクササイズの理論と実際」（学術図書出版社，分担，2006）
　　　「幼児の体力・運動能力の科学－その測定評価の理論と実際－」（ナップ，単著，2005）
　　　「健康・スポーツ科学入門」（大修館書店，共著，1999）
　　　「体育実技テキスト」（学術図書出版社，分担，1998）
　　　「フィットネスインストラクターテキスト」（建帛社，分担，1998）

健康・スポーツ科学入門　改訂版
©Shinichi Demura, Tomohiko Murase　1999, 2010
NDC780／183p／21cm

初　版第１刷発行	―――	1999年４月20日
改訂版第１刷発行	―――	2010年４月20日
第３刷発行	―――	2017年９月１日

著　者	―――――――	出村慎一・村瀬智彦
発行者	―――――――	鈴木一行
発行所	―――――――	株式会社　大修館書店

〒113-8541　東京都文京区湯島2-1-1
電話03-3868-2651（販売部）03-3868-2297（編集部）
振替00190-7-40504
［出版情報］http://www.taishukan.co.jp

装　丁	―――――――	小野寺冬起（サンビジネス）
本文デザイン・DTP	―――	株式会社サンビジネス
印刷所	―――――――	広研印刷
製本所	―――――――	プロケード

ISBN978-4-469-26700-6　　Printed in Japan

Ⓡ本書のコピー、スキャン、デジタル化等の無断複製は著作権法上での例外を除き禁じられています。本書を代行業者等の第三者に依頼してスキャンやデジタル化することは、たとえ個人や家庭内での利用であっても著作権法上認められておりません。